Susan Branson

# ALLESKÖNNER KOKOSÖL

**Bibliografische Information der Deutschen Nationalbibliothek**
Die Deutsche Nationalbibliothek verzeichnet diese Publikation in der Deutschen Nationalbibliografie. Detaillierte bibliografische Daten sind im Internet über http://dnb.d-nb.de abrufbar.

**Für Fragen und Anregungen**
info@rivaverlag.de

**Wichtige Hinweise**
Dieses Buch ist für Lernzwecke gedacht. Es stellt keinen Ersatz für eine individuelle medizinische Beratung dar und sollte auch nicht als solcher benutzt werden. Wenn Sie medizinischen Rat einholen wollen, konsultieren Sie bitte einen qualifizierten Arzt. Der Verlag und die Autorin haften für keine nachteiligen Auswirkungen, die in einem direkten oder indirekten Zusammenhang mit den Informationen stehen, die in diesem Buch enthalten sind.

Ausschließlich zum Zweck der besseren Lesbarkeit wurde auf eine genderspezifische Schreibweise sowie eine Mehrfachbezeichnung verzichtet. Alle personenbezogenen Bezeichnungen sind somit geschlechtsneutral zu verstehen.

1. Auflage 2023

Türkenstraße 89
80799 München
Tel.: 089 651285-0
Fax: 089 652096



Übersetzung: Martin Rometsch
Redaktion: Inez Ulrich
Umschlaggestaltung: Manuela Amode
Umschlagabbildung: Shutterstock/Mikhailov Studio, nexusby, matsabe, RaulAlmu
Abbildung im Innenteil: S. 16 Shutterstock/Alexander Ryabintsev
Satz: Röser MEDIA GmbH & Co. KG, Karlsruhe
Druck: CPI books GmbH, Leck
Printed in the EU

ISBN Print 978-3-7423-2265-4
ISBN E-Book (PDF) 978-3-7453-2061-9
ISBN E-Book (EPUB, Mobi) 978-3-7453-2060-2

Susan Branson

# ALLESKÖNNER KOKOSÖL

Ein Öl – viele Anwendungsmöglichkeiten

- Virale und bakterielle Infekte bekämpfen
- Den Stoffwechsel ankurbeln
- Die Haut schützen und pflegen

riva

# Inhalt

# Einleitung

## Sie ist rund, sie ist haarig, sie ist eine Kokosnuss

Kokosnüsse sind die Früchte der Kokospalme. Sie sind etwa 10 bis 25 Zentimeter dick und haben eine behaart aussehende äußere Schale aus zähen Fasern. Bei jungen Früchten ist diese Schale grün, doch wenn sie reift, wird sie grau oder braun. Aus dem weißen Fruchtfleisch in der Schale wird Kokosöl hergestellt. Es gibt zwei Arten von Kokosnüssen. Die eine hat eine längliche Form, sodass sie sich in Sand eingraben kann, eine sehr faserige Schale, die den Kern schützt, und nur wenig Wasser, das dafür sorgt, dass sie im Meer treiben und sich ausbreiten kann. Mit der Zeit haben Züchtungen eine zweite Art hervorgebracht, die wir heute in Lebensmittelgeschäften finden. Diese Nüsse sind rund und enthalten mehr Wasser und im Verhältnis zur Schale auch mehr Fruchtfleisch.

Indonesien ist der größte Kokosnusserzeuger, gefolgt von den Philippinen und Indien. In diesen Ländern und in vielen anderen gehören Kokosnüsse zu den Grundnahrungsmitteln. Die ganze Frucht ist sehr nährstoffreich und das Kokosöl, das Fruchtfleisch, die Milch und das Wasser werden wegen ihres Vitamin-, Mineralien-, Ballaststoff- und Fettgehaltes geschätzt. Kokosöl enthält Polyphenole, die dem Öl seinen einzigartigen Duft und den süßen Geschmack verleihen, Mikroben vernichten und starke Antioxidantien sind. Sie schützen den Körper vor Krankheitserregern und hindern freie Radikale daran, Körpergewebe zu schädigen.

Mit 120 Kalorien je Esslöffel ist Kokosöl einer der gehaltvollsten Energielieferanten. Das Öl ist die wichtigste Fettquelle in der Frucht und enthält den größten Teil ihrer Kalorien. Es besteht hauptsächlich aus mittelkettigen Fettsäuren, unter anderem aus Laurinsäure, Caprinsäure, Caprylsäure, Palmitinsäure und Myristinsäure. Alle sind antimikrobielle, hochwirksame Verbindungen, die helfen, Infektionen und Krankheiten abzuwehren. Mittelkettige Fettsäuren verhalten sich nicht wie andere Fettsäuren. Die meisten Fette und Öle, die wir essen, bestehen aus langkettigen Fettsäuren, wie man sie im Fleisch, in der Milch, in Eiern und in den meisten Pflanzenölen findet. Sie werden mit Herzkrankheiten und Fettleibigkeit in Verbindung gebracht. Die mittelkettigen Fettsäuren in der Kokosnuss schützen dagegen das Herz und bewirken keine Gewichtszunahme. Sie gelangen vom Darm ins Blut, das sie in die Leber befördert, um als Energiequelle zu dienen. Langkettige Fettsäuren werden hingegen im Fettgewebe gespeichert, wenn wir sie nicht sofort verbrauchen. Kein Wunder also, dass Kokosöl als das gesündeste Fett gilt!

## Woher kommt die Kokosnuss?

Kokospalmen wachsen an jeder tropischen Küste und gehören zu einem entspannenden Traumurlaub am sonnigen Strand. Obwohl sie heute an vielen Orten vorkommen, stammen sie von zwei verschiedenen Arten ab. Die pazifische Kokospalme war in Südostasien heimisch, die indische Kokospalme an der Küste von Südindien. Die alten Austronesier brachten die pazifische Kokospalme vor Tausenden von Jahren auf ihren Handelsrouten nach Madagaskar und Ostafrika, wo sie sich genetisch mit einheimischen Palmen vermischte. Erst viel später kamen Kokosnüsse mit portugiesischen Seefahrern nach Europa. Diese hatten Kokosnüsse während ihrer Reise entdeckt und an die Westküste Afrikas mitgenommen, wo sie in Plantagen gut gediehen. Später brachten Seefahrer sie nach Brasilien und in die Karibik. Die Kokosnüsse an der Westseite der amerikanischen Tropen stammten aus Südostasien und waren von Austronesiern eingeführt worden, die eher nach Westen als nach Osten fuhren.

Jede tropische Region kennt ihre eigenen Erzählungen über die Herkunft der Kokosnuss. Viele liegen tief im Dunkeln der Geschichte; aber eine von ihnen beschreibt, wie sie nach Florida gelangte. Ein Schiff namens Providencia war auf dem Weg von Trinidad nach Spanien. An Bord befanden sich 20000 Kokosnüsse. Am 9. Januar 1878 hatten die Matrosen etwas zu viel getrunken und waren weniger aufmerksam, als sie hätten sein sollen. Das Schiff lief vor der Küste des heutigen Palm Beach auf Grund. Als Wiedergutmachung überließen die Seeleute den Einheimischen ihre Kokosnussfracht. Die Siedler pflanzten die Kokosnüsse an und bald sprossen Kokospalmen. Deshalb erhielt die Gegend den passenden Namen Palm Beach. Heute werden die Palmen und ihre Früchte in mehr als 70 Ländern der Welt angebaut und als Nahrung, Schutzdächer, Werkzeuge und Brennstoff genutzt.

Die Portugiesen gaben der Kokosnuss ihren Namen. Als Seeleute zum ersten Mal Kokosnüsse sahen, kamen sie ihnen wegen ihrer runden Form und ihren drei Löchern wie Köpfe vor. Die drei Löcher erinnerten sie an Augen und einen Mund. Sie nannten die Frucht »Coco« und diesen Namen übernahmen später auch die westeuropäischen Sprachen. Einer anderen Theorie zufolge benutzten die Seeleute den Namen Coco, weil die Kokosnuss dem Kopf einer gespenstischen Sagengestalt glich, die Kinder entführte. Eltern drohten ihren Kindern mit Coco, damit sie gehorsam waren. Auch in indischen Ritualen spielt die Kokosnuss eine wichtige Rolle. Die Früchte symbolisieren Wohlstand und werden an beide Seiten von Tempeleingängen, Häusern und Arbeitsstätten gelegt. Fischer opfern dem Meer Kokosnüsse in der Hoffnung auf einen reichen Fang.

Asiatische und pazifische Kulturen schätzen die Kokospalme so sehr, dass sie ihr den Namen »Lebensbaum« gaben. Sie glauben, sie habe besondere Heilkräfte, und verwenden sie als Arznei gegen viele Krankheiten. Damit stehen sie nicht alleine. Kulturen auf der ganzen Welt nutzen Kokosnüsse, um vitaler zu werden. Heute wird die Kokosnuss intensiv studiert, um herauszufinden, ob der lang gehegte Glaube an ihren therapeutischen Nutzen gerechtfertigt ist. Wie sich herausgestellt hat, ist er es.

## Sie haben eine Kokosnuss gekauft – was nun?

In den letzten zwei Jahrzehnten ist das essbare Kokosöl zunehmend beliebt geworden und in Geschäften und im Internet wird immer mehr davon gekauft. Jahrelang wurden alle gesättigten Fette als ungesund verteufelt; doch heute wissen wir, dass das gesättigte Fett in der Kokosnuss, in Maßen genossen, viele positive Wirkungen hat.

Wenn Sie Kokosöl kaufen wollen, haben Sie mehrere Produkte zur Auswahl, je nachdem, wie sie verarbeitet wurden. Im Wesentlichen kann man zwischen raffinierten und nativen Ölen unterscheiden. Raffinierte Öle werden aus Kopra hergestellt, also aus dem Fruchtfleisch, das von der Schale entfernt und getrocknet wurde. Kopra ist rauchig und schmutzig und nicht essbar. Sie wird weiter raffiniert, indem man sie bleicht und mit Wasserdampf ihres Geruchs beraubt. So entstehen Kokosöle mit sehr wenig Aroma und Geschmack. Bei diesem Verfahren bleiben zwar alle mittelkettigen Fettsäuren intakt, aber das Öl enthält weniger Antioxidantien als natives Öl. Raffiniertes Kokosöl besitzt noch viele der medizinischen Eigenschaften des nativen Öls – mit Ausnahme des flüssigen Kokosöls. Kokosöl bleibt bis 24 °C fest und verflüssigt sich erst bei höheren Temperaturen. Flüssiges Kokosöl bleibt sogar bei niedrigen Temperaturen flüssig, weil es keine Laurinsäure mehr enthält, die der Hauptbestandteil der Kokosnuss ist und den größten medizinischen Nutzen hat. Kaufen Sie dieses Öl nicht, wenn Sie Ihre Gesundheit verbessern wollen. Gehärtetes Kokosöl sollten Sie ebenfalls meiden, weil die ungesättigten Fette in diesem Öl in Transfette umgewandelt werden, sodass sie oberhalb von 24 °C fest bleiben. Transfette sind zweifellos schlechte Fette, die das Risiko für Herzerkrankungen vergrößern.

Natives Kokosöl beginnt mit einer frischen Kokosnuss, nicht mit getrocknetem Kopra oder raffiniertem Kokosöl. Achten Sie also beim Einkaufen darauf, dass das Öl nicht aus Kopra gewonnen wurde. Niemand überwacht die Angaben auf den Etiketten; deshalb kann jede Firma ihr Kokosöl »nativ« nennen. Es besteht auch kein Unterschied zwischen den Bezeichnungen »natives Öl« und »natives Öl extra«. Native Öle werden aus getrocknetem oder feuchtem Fruchtfleisch gepresst, enthalten mehr Antioxidantien als raffinierte Öle[1] und haben den typischen Kokosgeschmack und -geruch. Sie sind nicht gebleicht, desodoriert oder raffiniert. Interessant ist, dass kalt gepresste Kokosöle weniger Antioxidantien enthalten als solche, die durch Hitze extrahiert wurden.[2] Bioprodukte sind immer zu empfehlen, weil sie weniger mit Chemikalien belastet sind; aber bisher hat man in Kokosnüssen keine Pestizide entdeckt.[3] Bedenklich sind jedoch die neuen genetisch veränderten Kokosnüsse. Ihre chemische Zusammensetzung ist anders und könnte den medizinischen Wert verringern oder dem Körper schaden.

Kokosöl können Sie im Schrank bei Zimmertemperatur aufbewahren; dort bleibt es etwa sechs Monate lang frisch. Sie können es zum Kochen, zum Backen, zum Einfetten von Pfannen mit Antihaftbeschichtung und zum Aromatisieren von Speisen verwenden. Um die Gesundheit zu fördern, können Sie das Öl direkt oder in heißen Getränken zu sich nehmen. Als Kosmetikprodukt können Sie es auf die Haut, das Haar, die Nägel, den Mund, die Augen oder jede andere Körperstelle auftragen. In diesem Fall sollten Sie darauf achten, dass es nicht mit anderen Zutaten versetzt wurde. Benutzen Sie also immer einen sauberen Löffel, um Öl aus dem Glas zu holen.

Es ist einfach, Kokosöl zu Hause herzustellen. Öffnen Sie eine Kokosnuss, gießen Sie das Kokosnusswasser in ein Glas und bewahren Sie es für andere Zwecke auf. Schaben Sie das Fruchtfleisch in einen Mixer und gießen Sie die doppelte Menge Wasser darüber. Mixen Sie bei mittlerer bis geringer Umdrehung eine Minute lang, dann bei hoher Umdrehung so lange, bis die Mischung sämig ist. Gießen Sie diese Flüssigkeit durch mehrere Schichten eines Seihtuchs in eine Schüssel. Pressen Sie dann die restliche Flüssigkeit aus dem Tuch und werfen Sie das ausgepresste Pflanzenmaterial weg. Decken Sie die Schüssel zu, stellen Sie sie ein paar Tage an einen dunklen und anschließend an einen warmen, hellen Platz, damit Öl und Wasser sich trennen. Danach stellen Sie die Schüssel in den Kühlschrank. Dort wird das Kokosöl hart und Sie können es herauslöffeln und in einem Glas aufbewahren.

## Ist Kokosöl unbedenklich?

Der Verzehr von Kokosöl in normalen Mengen gilt als unbedenklich. Studien mit bis zu zwei Esslöffeln täglich bei Erwachsenen und zwei Teelöffeln täglich bei Kindern zeigen, dass es gut vertragen wird. Allergische Reaktionen kommen vor, aber viel seltener als bei anderen Lebensmitteln.[4] Wenn Sie mit dem Öl Flohsamen essen, werden weniger Fettsäuren aufgenommen; deshalb sollten Sie das vermeiden, wenn Sie Kokosöl aus medizinischen Gründen einnehmen. Mit Kräutern, Ergänzungsmitteln, Medikamenten und anderen Nahrungsmitteln sind keine Wechselwirkungen bekannt.[5]

# Nützliche Tipps für den täglichen Gebrauch

Man braucht ein wenig Hingabe, um jeden Tag zwei oder drei Esslöffel Kokosöl zu essen. Am einfachsten geht das direkt vom Löffel. Kokosöl ist hell und cremig, schmilzt schnell im Mund und ist daher leicht zu schlucken. Manche Leute mögen reines Kokosöl nicht; aber es gibt viele andere Möglichkeiten, es täglich zu konsumieren:

1. Mischen Sie das Öl mit warmen Frühstücksflocken, Maisgrütze oder Grießbrei.
2. Ersetzen Sie das Öl, das sich getrennt hat und oben auf natürlicher Erdnussbutter schwimmt, durch eine gleiche Menge Kokosöl. Gründlich mischen.
3. Träufeln Sie das Öl über Popcorn.
4. Vermengen Sie es mit warmem Reis, Nudeln oder Kartoffelbrei.
5. Verwenden Sie es, wenn Sie Eiscreme zubereiten.
6. Ersetzen Sie in Backrezepten ein Ei durch einen Esslöffel Kokosöl.
7. Ersetzen Sie Rapsöl durch eine gleiche Menge Kokosöl, wenn Sie Mayonnaise zubereiten.
8. Vermengen Sie einen Esslöffel Kokosöl, den Saft einer halben Zitrone und warmes Wasser.
9. Streichen Sie es auf Toast, Muffins und Kräcker.
10. Ersetzen Sie Butter in Brownies, Keksen, Kuchen und Brotlaiben durch Kokosöl.

# 1 Allrounder in der Küche

## Kaffee

Kaffeeduft, der durchs Haus weht, ist genau das, was viele Menschen brauchen, um die Bettdecke zurückzuschlagen und aus dem Bett zu schlüpfen. Das Koffein im Kaffee stimuliert das Gehirn, indem es den Energiestoffwechsel steigert und die Stimmung bessert. Viele Leute mischen Milch, Sahne oder Zucker in den Kaffee. Milchprodukte fördern die Schleimbildung und Zucker kann das Immunsystem unterdrücken. Meiden Sie diese Fallen und trinken Sie dennoch eine leckere Tasse Kaffee mit Kokosöl. Geben Sie einen oder zwei Teelöffel Öl in frisch aufgebrühten Kaffee und rühren Sie um, bis das Öl geschmolzen ist. Gießen Sie das Getränk in einen Mixer und lassen Sie ihn fünf Sekunden bei hoher Drehzahl laufen. Das ist wichtig, damit das Kokosöl sich gründlich mit dem Kaffee vermischt. Wenn Sie nur umrühren, bleiben kleine Öltupfen auf der Oberfläche des Kaffees zurück, was nicht appetitlich aussieht.

Kokosöl verbessert den Fettstoffwechsel und hemmt die Fettablagerung im Gewebe.[6] Es fördert die Gewichtsabnahme, vor allem am Bauch, und steigert die Energie.[7] Kokosöl verbessert sogar die Konzentration. Die mittelkettigen Fettsäuren im Öl überqueren die Blut-Hirn-Schranke, wo sie oxidiert als Energiequelle genutzt werden.[8] Wenn Sie Kokosöl in den Kaffee mischen, werden Sie schneller wach und kurbeln den Stoffwechsel an. Das kommt der geistigen Klarheit und der körperlichen Energie zugute.

## Kochen bei großer Hitze

Da Kokosöl viel gesättigtes Fett enthält, eignet es sich vorzüglich zum Kochen auf dem Herd. Es hat einen hohen Rauchpunkt, das heißt, es dauert lange, bis das Öl ständig Rauch abgibt. Je höher der Rauchpunkt ist, desto besser eignet sich ein Öl zum Kochen. Wenn Öl heiß wird, oxidiert es leicht und verfälscht das Aroma des Essens. Wichtiger ist jedoch, dass bei der Oxidation Verbindungen entstehen, die giftig sein und zu Entzündungen und Gewebeschäden führen können. Je stärker das Fett oder Öl gesättigt ist, desto stärker kann man es erhitzen, ohne dass sich diese schädlichen Substanzen bilden. Da Kokosöl zu mehr als 90 Prozent gesättigt ist, können Sie es zum kurzen Anbraten verwenden und brauchen nicht zu befürchten, dass das Aroma der Zutaten oder gar Ihre Gesundheit darunter leidet. Probieren Sie einmal diese Beilage mit Kokosöl:

### Knackige Zitronen-Quinoa mit Spargel

- 450 g frischer Spargel ohne die holzigen Enden
- 185 g gekochte rote Quinoa
- 30 g Nährhefe
- 120 ml natriumarme Gemüsebrühe
- 2 Knoblauchzehen, fein gehackt

- ½ Zwiebel, in Scheiben geschnitten
- 2 TL Kokosöl
- 1 EL Kurkumapulver
- Saft von ½ großen Zitrone

1. Einen Topf halb mit Wasser füllen und zum Kochen bringen. Spargel hineinlegen und ohne Deckel kochen, bis der Spargel nach etwa 2 bis 3 Minuten zart ist. Abseihen und mit kaltem Wasser spülen, um den Kochprozess zu beenden.
2. Das Kokosöl in einer großen Pfanne bei mittlerer Hitze wärmen. Zwiebel und Knoblauch dazugeben und kochen, bis die Zwiebel nach etwa 5 Minuten durchsichtig ist. Gekochte Quinoa, Gemüsebrühe und Kurkuma einrühren. Etwa 5 bis 6 Minuten kochen, damit die Aromen sich verbinden. Den blanchierten Spargel, die Nährhefe und den Zitronensaft dazugeben und 3 bis 4 Minuten unter Rühren kochen.

## Nahrungsfette

Fette sind Makronährstoffe, die der Körper für zahlreiche Funktionen benötigt. Sie steigern die Bioverfügbarkeit fettlöslicher Mikronährstoffe und sind Bestandteile der Zellmembranen und der Nervenhüllen. Fette sind zudem eine konzentrierte Energiequelle und werden für die Produktion von Hormonen gebraucht, die viele unterschiedliche Körperfunktionen regulieren. Für die Organe bilden sie ein schützendes Polster und für die Unterhaut eine Isolierschicht. Ohne ausreichende Fettzufuhr könnte der Körper nicht störungsfrei arbeiten.

Fast alle Fette bestehen aus langkettigen Fettsäuren. Sie sind in Fleisch, Fisch, Milchprodukten, Nüssen und Samenkernen enthalten. Auch Olivenöl, Rapsöl, Färberdistelöl, Erdnussöl und andere Pflanzenöle bestehen aus Fettsäuren. Diese Fette werden verdaut und zu Triglyceriden abgebaut, bevor sie ins Blut gelangen, das sie in die Zellen befördert. Dort werden sie gespeichert und stehen als Brennstoff zur Verfügung. Viele dieser langkettigen Fettsäuren vergrößern das Risiko für Herzerkrankungen, weil sie den LDL-Spiegel erhöhen. LDL steht für Lipoprotein geringer Dichte (im Englischen *low density lipoprotein*) und ist als »schlechtes Cholesterin« bekannt.[9] Kokosöl besteht dagegen hauptsächlich aus mittelkettigen Fettsäuren, die aus dem Dünndarm unmittelbar ins Blut gelangen, ohne verdaut zu werden. Das Blut befördert sie in die Leber, die sie dem Körper sofort zur Verfügung stellt, um seinen Energiebedarf zu decken – sie werden also nicht in Fettzellen gespeichert. Wenn Sie mittelkettige Fettsäuren in Maßen essen, kurbeln sie sogar den Stoffwechsel an,[10] senken das Körpergewicht[11] und erhöhen den HDL-Spiegel.[12] Das HDL (im Englischen *high density lipoprotein*) wird häufig als »gutes Cholesterin« bezeichnet. Kokosöl anstelle von anderen Fetten und Ölen kann das Herz und die Gefäße schützen und die Gewichtsabnahme unterstützen.

## Frische Eier dank Kokosöl

Eier werden morgens, mittags und abends verspeist. Sie sind in süßen und würzigen Speisen enthalten, entweder als Hauptgericht oder als willkommene Beilage. Eier sind kalorienarm und reich an Nähr- und Aromastoffen. Deshalb sind sie in vielen Haushalten ein Grundnahrungsmittel und stehen auf fast jeder Einkaufsliste. Das amerikanische Landwirtschaftsministerium empfiehlt, Eier innerhalb von fünf Wochen nach dem Legen zu essen. Es dauert meist ein paar Tage, bis die Eier im Supermarkt sind, und bisweilen werden sie erst nach Wochen verkauft. Mit der Zeit nehmen ihre Frische und ihr Aroma ab. Wenn sie lange genug liegen bleiben, bauen Bakterien das Eiweiß ab und erzeugen Schwefelwasserstoffgas und den bekannten Geruch fauler Eier.

Um die Frische zu bewahren, können Sie die Eier mit einer kleinen Menge Kokosöl bedecken. Eierschalen haben Tausende von winzigen Poren, durch die Sauerstoff und Bakterien eindringen können. Wenn die Poren mit Kokosöl verschlossen sind, ist das Ei geschützt und bleibt mehrere Wochen frisch.

## Selbst gemachte Schokolade

Schokolade macht Menschen glücklich und zufrieden, sofern sie ihren Körper daran gewöhnt haben, als Belohnung für den Genuss dieses süßen Leckerbissens Dopamin freizusetzen. Dann ist es sehr schwierig, an einem Regal voller Schokoriegel oder an einem Tablett mit Brownies vorbeizugehen, ohne die Sucht ein wenig zu befriedigen. Jedes Mal, wenn Sie Schokolade essen, verstärken Sie die positive Rückkoppelungsschleife, die im Gehirn Dopamin ausschüttet und ein Wohlgefühl hervorruft. Das ist gut, solange Sie Schokolade in Maßen essen. Zu viel davon kann dazu führen, dass Sie zunehmen. Aber noch bedenklicher sind die ungesunden Zutaten, die Sie mit verzehren. Oft sind Maissirup und Zucker die Hauptbestandteile. Oft sind auch gehärtete Öle, Konservierungsstoffe sowie natürliche und künstliche Aromastoffe in der Schokolade enthalten. Sie unterdrücken das Immunsystem, schaden dem Herzen und belasten die Leber. Vielleicht halten Sie natürliche Aromen für unbedenklich, aber das sind sie oft nicht. Selbst Zutaten, die in der Natur zu finden sind, werden so stark raffiniert und verändert, dass sie der ursprünglichen Substanz kaum noch ähneln.

Aber Sie können Ihrer Schokoladensucht frönen und einen Dopaminschub auslösen, ohne auf gesunde Zutaten verzichten zu müssen.

### Selbst gemachte dunkle Schokolade, die im Mund schmilzt (Paläo)

- 120 g Kokosöl
- 50 g Kakaopulver
- 3 EL Honig
- ½ TL Vanilleextrakt

1. Das Kokosöl in einem Topf bei mittlerer Hitze behutsam zum Schmelzen bringen. Kakaopulver, Honig und Vanilleextrakt einrühren und gut vermischen.
2. Die Mischung in Pralinenformen oder in eine biegsame Schale gießen.
3. Zum Abkühlen etwa 1 Stunde in den Kühlschrank stellen. Reste im Kühlschrank aufbewahren, damit sie ihre Form behalten.

# 2
# Kokosöl als Arznei

## Bronchitis

Bronchitis ist eine Krankheit der Atemwege, bei der die Schleimhäute der Lungen sich entzünden. Eine akute Bronchitis ist eine Virusinfektion, deren Ursache eine Erkältung oder eine andere Infektion der Atemwege ist. Dabei schwellen die Schleimhäute an und die Atemwege verengen sich. Die chronische Bronchitis ist schwerer und führt zu einer dauerhaften Entzündung der Schleimhäute in den Bronchien. Die Hauptursache ist das Rauchen. Menschen mit Bronchitis leiden an Hustenanfällen und husten oft Schleim aus. Schmerzen in der Brust, Fieber, Schüttelfrost und starke Müdigkeit sind weitere Symptome. Akute Bronchitis heilt nach kurzer Zeit von selbst, während chronische Bronchitis hartnäckig ist und oft den Einsatz von Antibiotika, Hustenmitteln oder Asthma-Inhalatoren erfordert.

Wird die Bronchitis von Viren verursacht, kann Kokosöl dem Körper helfen, die Infektion zu bekämpfen. Die im Kokosöl vorherrschende Fettsäure ist die Laurinsäure. Sie wird im Körper in Monolaurin umgewandelt, das die Hüllen von Viren angreift. Die Hülle eines Bronchitisvirus ist eine Schutzschicht, die mit der Membran einer Wirtszelle verschmilzt, sodass das Virus sein Genmaterial in diese Zelle injizieren kann. Auf diese Weise vermehrt sich das Virus viele Male, bevor es seine Wirtszelle zerstört. Dann werden die Viren freigesetzt und die Infektion breitet sich aus. Monolaurin löst die Virushülle auf und stört das Signal, das es der Wirtszelle ermöglicht, sich an das Virus zu binden.[13] Dann ist das Virus unfähig, sein Genmaterial in die Wirtszelle zu injizieren und sich so zu vermehren. Das Virus wird also daran gehindert, sich auszubreiten. Wenn Sie täglich ein paar Teelöffel Kokosöl essen – in Smoothies, auf Toast mit Meersalz oder sogar direkt aus dem Glas –, bringen Sie Ihr Immunsystem so in Schwung, dass es Bronchialviren bekämpfen kann, weil ihm somit Moleküle zur Verfügung stehen, die eine Ausbreitung der Infektion verhindern. Die Symptome verschwinden dadurch schneller, die Entzündung wird eingedämmt und der Husten sowie die Verschleimung lassen nach.

## Campylobacteriose

Die Campylobacteriose ist eine Infektionskrankheit, die von der Bakterie *Campylobacter* verursacht wird. Sie ist weltweit eine der häufigsten Ursachen für Durchfallerkrankungen. Menschen erkranken meist daran, wenn sie unzureichend gekochtes Geflügel essen. Auch andere Nahrungsmittel können durch Geflügel kontaminiert sein. Um das Infektionsrisiko zu verringern, ist es sehr wichtig, Schneidbretter, Geschirr, Lappen und andere Flächen zu reinigen, mit denen rohes Geflügel in Kontakt kommt. Es ist nicht schwierig, krank zu werden. Schon 500 Bakterien können einen Menschen infizieren – das ist nur ein Tropfen roher Geflügelsaft! Vor ein paar Jahren wurden rohem Huhn aus Lebensmittelläden Proben entnommen und es stellte sich heraus, dass 47 Prozent von ihnen mit *Campylobacter* verunreinigt waren.[14] Wenn Sie diese Bakterien zu sich nehmen, können blutiger Durchfall, Fieber und Magenkrämpfe die Folge sein. Die Symptome setzen meist zwei bis fünf Tage nach der Infektion ein und klingen in der Regel nach etwa einer Woche ab. Reichlich Flüssigkeit und Ruhe beschleunigen die Genesung. Antibiotika werden nur in schweren Fällen oder bei geschwächtem Immunsystem verabreicht.

Am häufigsten werden Menschen von der Spezies *Campylobacter jejuni* infiziert. Die Symptome sind bisweilen unangenehm, aber der Verzehr von Kokosöl kann die Krankheit verkürzen. Nach dem Verzehr wird die Caprinsäure im Öl in Monocaprin umgewandelt, das gegen *Campylobacter* äußerst wirksam ist. Eine Studie wies nach, dass es die Zahl der lebensfähigen Bakterien bei Zimmertemperatur um 99,9 Prozent verringert. Obendrein tötet Caprinsäure auch mehrere andere *Campylobacter*-Stämme ab.[15] Essen Sie mehrere Male am Tag einen Teelöffel Kokosöl, wenn ein Verdacht auf Lebensmittelvergiftung besteht. Bei schwereren Symptomen nehmen Sie täglich bis zu drei Esslöffel Öl, aufgeteilt in mehrere Teilmengen.

## Escherichia coli

*Escherichia coli* – meist spricht man nur von *E. coli* – ist eine Bakterie, die normalerweise im Darm von Menschen und Tieren vorkommt. Viele Arten dieses Einzellers sind harmlos und wichtig für die Gesundheit des Verdauungssystems. Andere Arten sind jedoch Krankheitserreger und verursachen blutige Durchfälle, Entzündungen der Harnwege, Anämie oder sogar Nierenversagen. Vergiften kann man sich durch Kontakt mit infizierten Menschen oder Tieren und durch den Verzehr kontaminierter Nahrungsmittel. *Escherichia coli* kann Fleisch während der Verarbeitung kontaminieren und wenn das Fleisch nicht auf mindestens 71 °C erhitzt wird, überleben die Bakterien und infizieren den Konsumenten. Manchmal gelangen die Erreger durch die Euter in die Milch von Kühen und wenn diese Milch nicht pasteurisiert wird, überlebt die Bakterie und wird gefährlich. Sogar rohes Obst und Gemüse kann davon befallen sein, wenn es mit verunreinigtem Wasser oder mit Menschen in Berührung gekommen ist. Drei oder vier Tage nach der Aufnahme des Erregers wird die Vergiftung durch die auftretenden Symptome offenkundig. Diese legen sich in den meisten Fällen nach etwa einer Woche von selbst.

Jeder, der eine Lebensmittelvergiftung durchgemacht hat, weiß, wie miserabel man sich dabei fühlt. Vorbeugen ist am besten; deshalb ist es wichtig, Fleisch hoch genug zu erhitzen und Obst und Gemüse zu waschen, um Krankheitserreger zu entfernen. Wenn die Bakterien dennoch ins Verdauungssystem gelangen, kann der Verzehr von Kokosöl die Schwere und die Dauer der Krankheit reduzieren. Mehrere Studien haben nachgewiesen, dass Kokosöl dank seiner mittelkettigen Fettsäuren *Escherichia coli* bekämpfen kann. Bis zu 80 Prozent der Erreger werden vernichtet, wenn sie den mittelkettigen Fettsäuren im Kokosöl ausgesetzt werden.[16] Das liegt vor allem an der Laurinsäure, aber auch Monolaurin, das Derivat der Laurinsäure im

Körper, stellte sich als wirksam heraus.[17] Die Caprinsäure im Kokosöl verringert die Zahl der lebensfähigen Bakterien im Labor innerhalb von zehn Minuten um 99,99 Prozent.[18] Diese Verbindungen zerstören die Zellmembran der Erreger, sodass das Zytoplasma herausfließt und die Zelle abstirbt. Kokosöl ist ein wirksames, natürliches und unbedenkliches Mittel, das *Escherichia coli* im Körper beseitigt und Krankheitssymptome lindert.

## Haemophilus-influenzae-Infektion

Anders, als der Name vermuten lässt, hat *Haemophilus influenzae* nichts mit Grippe zu tun. Es ist ein Bakterium, das vor allem Babys und kleine Kinder befällt. Aber auch ältere Menschen können erkranken. Es gibt viele Stämme dieses Bakteriums, die viele verschiedene Beschwerden und Krankheiten hervorrufen können, von leichten Ohrenschmerzen bis zu schweren Blutinfektionen. Der Stamm *Haemophilus influenzae b* kann Meningitis verursachen. Andere Stämme infizieren die Lungen, die Haut, das Blut, die Ohren, die Augen, die Nase, die Gelenke und Knochen sowie das Nervensystem. Sie werden verbreitet, wenn Infizierte niesen, husten oder sprechen und dabei Tröpfchen ausstoßen, die Bakterien enthalten. Menschen, die sich in der Nähe aufhalten, atmen die Luft ein. Die Bakterien gelangen so in ihre Atemwege und nisten sich in den Schleimhäuten ein oder breiten sich ins Blut aus, das sie dann zu anderen Organen trägt. Behandelt werden diese Infektionen oft mit spezifischen Antibiotika, die aber das allgemeine Infektionsrisiko und die Bildung von Blutgerinnseln fördern.

Die zahlreichen Stämme und die unterschiedlichen Infektionen, die *Haemophilus influenzae* verursacht, machen es schwierig, eine wirksame und ungiftige Therapie gegen alle Stämme zu entwickeln. Zudem ist dieser Erreger gegen viele Antibiotika resistent, sodass alternative Therapien immer wichtiger werden. Kokosöl besteht zu fast 50 Prozent aus Laurinsäure. Diese hat eine antibakterielle Wirkung und wird im Körper in Monolaurin umgewandelt, das Bakterien noch effektiver abtötet als Laurinsäure. Außerdem inaktiviert Monolaurin *Haemophilus influenzae*, indem es seine Zellmembran zerstört. Anscheinend greift Monolaurin die nützlichen Bakterien im Darm nicht an, im Gegensatz zu den Antibiotika.[19] Kokosöl kann also dem Immunsystem helfen, *Haemophilus influenzae* aus dem Körper zu entfernen. Bei Infektionen der Haut, der Augen und der Ohren kann man es mehrere Male am Tag auf die betroffenen Stellen streichen, um die Genesung zu beschleunigen und Symptome zu lindern.

## Harnwegsinfektionen

Zu den Harnwegen zählen die Blase, die Harnröhre, die Nieren und die Harnleiter. Am häufigsten kommen Blasenentzündungen vor. Bakterien im Stuhl, meist *Escherichia coli*, können sich an die Haut heften und in die Harnröhre gelangen. Dort wandern sie nach oben in die Blase und vermehren sich. Anfangs treten keine Symptome auf, doch mit der Zeit kommt es zu spürbaren Veränderungen beim Urinieren. Viele berichten von häufigem Harndrang, von einem Brennen beim Wasserlassen und von übel riechendem Urin, der zudem trüb, rot oder rosa aussieht. Schmerzen im Becken oder Unterleib werden bisweilen beobachtet, ebenso Übelkeit und Erbrechen. Die meisten Infektionen der Harnwege werden traditionell mit Antibiotika behandelt. Bei starken Schmerzen verordnen Ärzte zusätzliche Schmerzmittel, um die Blase und die Harnröhre zu betäuben.

Kokosöl kann *Escherichia coli*, die Bakterie, die am häufigsten für Infektionen der Harnwege verantwortlich ist, effektiv bekämpfen. Bis zu 80 Prozent der Bakterien wurden vernichtet, als man sie einer konzentrierten Lösung aus mittelkettigen Fettsäuren aussetzte.[20] Diese antibakterielle Wirkung war hauptsächlich der Laurinsäure zu verdanken, aber auch Monolaurin erwies sich als wirksam.[21] Laurinsäure wird im Körper teilweise in Monolaurin umgewandelt; daher stehen beide Fettsäuren zur Verfügung, um *Escherichia coli* zu bekämpfen. Aus Caprinsäure entsteht im Körper Monocaprin, das die Zahl lebensfähiger Bakterien innerhalb von zehn Minuten verringert.[22] Es zerstört die Zellmembranen der Bakterien, sodass sie absterben. Diese Verbindungen aus Kokosöl schaden der natürlichen Darmflora im Gegensatz zu Antibiotika nicht; deshalb sind sie nützlicher für den Körper und milder zum Verdauungssystem. Zur Vorbeugung gegen Entzündungen der Harnwege oder für die Behandlung in deren Anfangsstadium sollten Sie dreimal am Tag einen Esslöffel Kokosöl zu sich nehmen. Trinken Sie reichlich Wasser, um Toxine aus dem Körper zu spülen und die Genesung zu beschleunigen.

# Listeriose

Die Listeriose ist eine ernste Infektion, deren Ursache der Verzehr von Nahrungsmitteln ist, die mit der Bakterie *Listeria monocytogenes* verunreinigt sind. Übertragen wird diese Mikrobe vor allem durch Wurstwaren, Hotdogs, nicht pasteurisierte Milch und Weichkäse. Die meisten Menschen, die mit dieser Bakterie in Kontakt kommen, erkranken nicht schwer, klagen aber über Muskelschmerzen, Kopfschmerzen, Übelkeit und Durchfall. Frauen müssen während der Schwangerschaft sehr vorsichtig sein, da *Listeria* das Leben des Fetus und des neugeborenen Kindes gefährdet. Auch bei Menschen mit schwachem Immunsystem besteht die Gefahr von schweren oder lebensbedrohenden Komplikationen. Ohne Behandlung nimmt diese Krankheit in den meisten Fällen ihren Verlauf. Hochrisikopatienten werden in der Regel Antibiotika verordnet.

Mit Kokosöl können Sie einer Listeriose vorbeugen. Sie können es sogar in flüssiger Form auf Küchenpapier sprühen und weichen Käse, Hotdogs und Wurst damit einwickeln, um zu verhindern, dass sich die Bakterien vermehren. Eine Studie untersuchte, ob Laurinsäure – die im Kokosöl am häufigsten vorkommt – oder Nisin, ein gebräuchliches Konservierungsmittel in verarbeiteten Lebensmitteln, das Wachstum der *Listeria monocytogenes* hemmen kann. Diese Verbindungen wurden in einen Biofilm gemischt und sowohl in einer Flüssigkeit als auch auf Truthahnwurst getestet, die beide mit *Listeria monocytogenes* infiziert waren. Der Biofilm mit Laurinsäure und das Nisin reduzierten *Listeria*-Kulturen innerhalb von acht Stunden auf eine nicht mehr nachweisbare Menge. Ein Biofilm mit Laurinsäure alleine reduzierte die

Bakterien auf der Truthahnwurst innerhalb von 21 Tagen um das Zehnfache.[23] Laurinsäure vernichtet *Listeria*-Bakterien offenbar sehr effektiv und verringert das Risiko einer Infektion, weil sie die Bakterien auf Lebensmitteln und im Körper abtötet.

## Salmonellose

Diese Lebensmittelvergiftung wird von der Bakterie *Salmonella* verursacht. Sie gelangt mit verseuchter Nahrung in den Körper. Verseucht werden können Geflügel, Rindfleisch, Milch, Eier und sogar Gemüse während der Verarbeitung und Handhabung. Salmonellen befinden sich auch in manchen Haustieren, Entenküken und Reptilien sowie in Hamstern und anderen kleinen Nagetieren. Um einer Infektion vorzubeugen, sollten Sie sich die Hände waschen, wenn Sie eines dieser Tiere berührt haben. Zu einer Salmonellose kommt es meist innerhalb von 12 bis 72 Stunden nach dem Eindringen der Erreger in den Körper. Symptome sind Durchfall, Magenkrämpfe und Fieber, die bis zu eine Woche lang auftreten und schließlich ohne medikamentöse Behandlung abklingen.

Es ist nicht erkennbar, ob ein Nahrungsmittel Salmonellen enthält, da es normal aussieht und riecht. Vorbeugung ist die beste Methode, um eine Infektion zu vermeiden. Man kann zum Beispiel Hühner mit Kokosöl füttern, um Bakterien zu dezimieren und eine Übertragung auf Menschen zu verhindern. In einer randomisierten Studie mit Kontrollgruppe wurden Küken einen Tag nach dem Schlüpfen mit Caprylsäure gefüttert, die etwa sieben Prozent des Kokosöls ausmacht. Am 15. und 18. Tag enthielten die Tiere signifikant weniger Salmonellen als ihre Artgenossen in der Kontrollgruppe.[24] Außer der Caprylsäure reduzierten auch Caprinsäure und Capronsäure (ebenfalls im Kokosöl enthalten) die Zahl der Salmonellen, wenn man diese mittelkettigen Fettsäuren ins Futter mischte. Wahrscheinlich unterdrücken sie gemeinsam die Gene, die Salmonellen brauchen, um sich in den inneren Organen der Hühner einzunisten.[25] Wenn Sie Hühner im Garten halten, sollten Sie ihrem Futter Kokosöl beigeben. Vermischen Sie einen Esslöffel Öl mit einer halben Tasse Getreide – den Hühnern wird dieser Imbiss schmecken. Wer trotzdem erkrankt, kann die Dauer der Infektion mit Kokosöl abkürzen. Im Labor wurde nachgewiesen, dass Monocaprin, das der Körper aus Caprinsäure herstellt, die Zahl der Salmonellen innerhalb von zehn Minuten um 99,99 Prozent senkt.[26] Um Symptome zu lindern und die Krankheitsdauer zu verkürzen, nehmen Sie zweimal am Tag einen Teelöffel Kokosöl ein, bei schweren Symptomen bis zu drei Esslöffel täglich in mehreren Dosen.

## Staphylokokkeninfektion

Es gibt mehr als 30 Arten von Staphylokokkeninfektionen. Die meisten werden vom *Staphylococcus aureus* verursacht. Diese Bakterien rufen Hautentzündungen, Lungenentzündung, Lebensmittelvergiftungen, Blutvergiftung und das toxische Schocksyndrom hervor. Am häufigsten sind Hautinfektionen mit Staphylokokken, die meist glimpflich verlaufen. Sie ähneln Pickeln, Pusteln oder Beulen. Bei schwereren Infektionen kann auch ein roter Ausschlag mit Schwellungen und Eiterbildung oder wässriger Absonderung auftreten. Viele Menschen tragen diese Bakterien ohne Symptome auf der Haut oder in der Nase. Die Bakterien gelangen durch Schürf- oder Schnittwunden in die Haut; deshalb ist es wichtig, Wunden sauber zu halten und die Hände regelmäßig zu waschen. Wenn die Bakterien ins Blut eindringen, können sie zahlreiche Organe infizieren und das Leben bedrohen. Leichte Staphylokokkeninfektionen werden in der Regel mit Antibiotika oder mit einer Drainage behandelt. Schwere Infektionen müssen im Krankenhaus behandelt werden. Viele Staphylokokkenarten sind heute gegen Antibiotika resistent. Wir brauchen neue Therapien, damit wir diese allgegenwärtigen Bakterien auch künftig bekämpfen können.

Kokosöl enthält eine Fülle von natürlichen antibakteriellen Verbindungen, die verschiedene Spezies von Staphylokokken abtöten. *Staphylococcus aureus* ist keine Ausnahme. Bis zu 90 Prozent der Bakterien wurden zerstört, als man sie einer konzentrierten Lösung aus mittelkettigen Kokosölfettsäuren aussetzte.[27] Dafür war nicht nur die Laurinsäure verantwortlich. Auch ihr Derivat Monolaurin erwies sich als hochwirksam gegen Staphylokokken. Eine Mischung aus Monolaurin und anderen Fettsäuren, die infizierten Nagetieren in die Nase injiziert wurde, beseitigte bis zu 83 Prozent der Staphylokokken. Bei der Vergleichsgruppe tötete ein äußerlich angewandtes Antibiotikum nur 50 Prozent der Bakterien ab.[28] Kokosöl ist eine Alternative zu den traditionellen – innerlich oder äußerlich verabreichten – Antibiotika, vor allem deshalb, weil Staphylokokken gegen viele gebräuchliche Antibiotika resistent geworden sind.

# Arthritis

In Deutschland leiden rund 1,5 Millionen Menschen, also zwei Prozent der erwachsenen Bevölkerung, unter entzündlich-rheumatischen Erkrankungen.[29] Es gibt viele Formen von Arthritis, aber die häufigsten sind Osteoarthritis und rheumatoide Arthritis.

Osteoarthritis ist eine Entzündung der Gelenke, also der Verbindungen zwischen den Knochen, die uns Bewegungen ermöglichen. Die Gelenkflächen sind mit Knorpeln überzogen, sodass die Gelenke sich reibungslos bewegen können. Bei Osteoarthritis werden die Knorpel abgebaut und entzünden sich. Die Gelenke bilden dann zu viel Flüssigkeit und schwellen an. An dieser Abnutzungskrankheit leiden viele alte Menschen. Die Gene spielen eine Rolle, ebenso Verletzungen und Krankheiten. Betroffene klagen über schmerzende, knirschende, steife und geschwollene Gelenke. Ihre Bewegungsfreiheit ist eingeschränkt, vor allem in den Händen und Füßen sowie in der Wirbelsäule, den Hüften und Knien. Einige Symptome lassen sich lindern, wenn man die Belastung der Knorpel verringert. Das schließt Gewichtsabnahme und den Verzicht auf bestimmte Aktivitäten ein. Das Ziel der Behandlung besteht darin, Schmerzen und Entzündungen zu lindern, sodass Bewegungen leichter fallen. Medikamente werden in Form von Tabletten, Cremes, Gelen und sogar Injektionen in die Gelenke verabreicht. Zu den Nebenwirkungen dieser Maßnahmen gehören Magen-Darm-Störungen wie Bauchschmerzen, Durchfall oder Geschwüre.

Rheumatoide Arthritis ist eine Autoimmunkrankheit, bei der das Immunsystem irrtümlich seine eigenen Körpergewebe angreift. Die Innenhaut der Gelenke schwillt an und schmerzt und mit der Zeit kann es zu Knochenabbau und Gelenkdeformationen kommen. Die Symptome breiten sich bisweilen auch auf andere Gewebe aus. Die Ursache dieser Krankheit ist bis dato noch unbekannt, aber die Erbanlagen und Umweltfaktoren dürften eine Rolle spielen. Da es kein Heilmittel gibt, wird die Krankheit meist mit Medikamenten behandelt. Nicht steroidale Antirheumatika und Steroide lindern Schmerzen, Schwellungen und Gelenkschäden. Mögliche Nebenwirkungen sind unter anderem Verdauungsstörungen, Leber- und Nierenschäden, Herzprobleme, Knochenerweichung, Diabetes, Gewichtszunahme und schwere Lungeninfekte.

Natives Kokosöl enthält Polyphenole, die als Antioxidantien bekannt sind. Diese Verbindungen halten reaktive Sauerstoffspezies und freie Radikale in Schach, die bei Osteoarthritis und rheumatoider Arthritis Gelenkabbau verursachen.[30] Als arthritischen Ratten Polyphenole aus nativem Kokosöl verabreicht wurden, besserte sich die Schwellung innerhalb von drei Wochen erheblich. Der Antioxidantienspiegel stieg und die Zahl der Entzündungsmarker ging zurück.[31] Es ist wichtig, natives Öl zu konsumieren, um die Symptome zu lindern, weil es intakte Polyphenole enthält. Raffiniertes Kokosöl ist weniger wirksam, weil die meisten Polyphenole daraus entfernt wurden.[32] Die mittelkettigen Fettsäuren sind jedoch unbeschädigt und auch sie wirken entzündungshemmend und helfen, die Schwellung zu lindern, die mit Arthritis einhergeht.

# Osteoporose

Osteoporose ist eine Knochenkrankheit, bei der zu wenig neues Knochengewebe gebildet wird, das altes Gewebe ersetzen kann. Knochen werden ständig abgebaut und ersetzt, aber bei Osteoporose nehmen die Knochenmasse und die Knochendichte nach und nach ab. Die Folge sind schwache Knochen, die leichter brechen. Die Krankheit kommt bei Frauen häufiger vor als bei Männern, weil Frauen eine geringere Knochenmasse haben. Osteoporose gilt als stumme Krankheit, da sie keine Symptome hervorruft und die Diagnose oft erst dann gestellt wird, wenn ein Knochen gebrochen ist. Sie hat auch eine genetische Komponente, das heißt, das Risiko zu erkranken ist größer, wenn ein Eltern- oder Großelternteil erkrankt war. Bestimmte Krankheiten und Medikamente können das Osteoporoserisiko ebenfalls vergrößern. Eine gesunde Ernährung mit genügend Mineralien für den Knochenaufbau, Krafttraining und Medikamente werden für die Behandlung empfohlen.

Eine oxidative Belastung gilt als Mitursache der Osteoporose. Zwei Faktoren, die mit starker oxidativer Belastung einhergehen, sind Bluthochdruck und Diabetes.[33] Kokosöl senkt nachweislich den Blutdruck[34] und einen hohen Blutzuckerspiegel.[35] Da eine oxidative Belastung die Knochenbildung verringert,[36] können antioxidative Enzyme reaktive Sauerstoffmoleküle entschärfen und Knochenabbau verhindern. Natives Kokosöl steigert die Menge der Antioxidantien im Körper und kann einem Knochenabbau vorbeugen, indem es Schäden durch Oxidation verhindert. Das ist für Frauen besonders wichtig, da der Östrogenspiegel nach der Menopause sinkt und damit die schützende Wirkung des

Hormons abnimmt. Als man Ratten nach der Menopause sechs Wochen lang natives Kokosöl verabreichte, stieg die Menge der Antioxidantien in ihrem Körper im Vergleich zu einer Kontrollgruppe, die kein Kokosöl bekam.[37] Eine ähnliche Studie zeigte, dass Ratten in der Menopause, die natives Kokosöl bekamen, ein deutlich größeres Knochenvolumen und mehr Knochengewebe aufwiesen als die Tiere in der Vergleichsgruppe.[38] Der tägliche Verzehr von Kokosöl verringert das Osteoporoserisiko, weil er die oxidative Belastung des Körpers senkt.

## Alzheimerkrankheit

Die Alzheimerkrankheit, auch *Morbus Alzheimer* genannt, ist die häufigste Form der Demenz und bezeichnet eine unheilbare fortschreitende Störung des Gehirns. Sie kann mit Gedächtnisverlust beginnen und später ernste Symptome hervorrufen: Umherirren und Verirren, mehrfaches Wiederholen einer Frage sowie Persönlichkeits- und Verhaltensstörungen. Wenn sie fortschreitet, werden die Gedächtnisstörungen und die Verwirrung schlimmer und den Patienten fällt es schwer, Freunde und Angehörige zu erkennen, komplexe Aufgaben zu bewältigen und mit neuen Situationen fertigzuwerden. Im Endstadium schrumpft das Hirngewebe beträchtlich und die Kommunikation wird schwierig. Alzheimerpatienten werden völlig von anderen abhängig und oft bettlägerig. Meist beginnen die Symptome Mitte der Sechzigerjahre. Ein früher Ausbruch kann genetische Gründe haben, ein später ist auf komplexe Veränderungen im Gehirn zurückzuführen, die sich im Laufe von Jahrzehnten entwickeln. Ärzte ermuntern ihre Patienten, sich auf ihre mentalen Funktionen zu konzentrieren und Verhaltenssymptome in den Griff zu bekommen. Für die Behandlung der Symptome gibt es mehrere Medikamente.

Kokosöl verlängert nachweislich die Lebensdauer von Gehirnzellen, bei denen Ablagerungen von Beta-Amyloid-Peptid (Aβ) vorhanden sind. Aβ-Peptid besteht aus Aminosäuren, die im Gehirn eines Alzheimerpatienten jene Plaque bilden, die Nervenzellen abtötet und die Gehirnfunktionen zum Erliegen bringt.[39] Kokosöl kann das Fortschreiten der Alzheimerkrankheit auch indirekt verlangsamen. Die Leber wandelt die mittelkettigen Fettsäuren im Kokosöl in Ketonkörper um, die das Gehirn dann als alternative Energiequelle nutzen kann. Das ist wichtig, weil bei Alzheimerkranken die Fähigkeit des Gehirns abnimmt, Glukose als Energiequelle zu verwenden, und gleichzeitig die Gehirnfunktionen nachlassen. Eine alternative Energiequelle kann die Stoffwechselfunktionen des Gehirns in Gang halten. Die Einnahme von Ketonen erhöht nachweislich den Ketongehalt des Blutes bei leichter bis moderater Alzheimerkrankheit und verbessert die kognitiven Fähigkeiten deutlich.[40] Eine Studie bestätigt, dass die Stimmung, die Körperpflege, die Leistung im täglichen Leben und das Denkvermögen sich bessern, wenn man Patienten längere Zeit Ketone verabreicht.[41] Der Verzehr von Kokosöl, pur oder als Zutat in Mahlzeiten, liefert den unterversorgten Gehirnzellen Energie und kann somit das Fortschreiten der Alzheimerkrankheit verlangsamen.

## Epilepsie

Diese Erkrankung des Zentralnervensystems stört die Nervenfunktion im Gehirn. Einige Gruppen von Nerven senden falsche Signale und können dadurch einen Anfall auslösen. Einige Anfälle sind klein und werden nicht immer bemerkt; andere gehen mit heftigen Muskelkontraktionen und Bewusstlosigkeit einher. Veränderte Gefühle und Wahrnehmungen sind häufig und können für kurze Zeit zu seltsamen Verhaltensweisen führen. Die Gene spielen bei manchen Arten von Epilepsie eine Rolle und machen Betroffene anfälliger für bestimmte Auslöser von Anfällen. Gehirnschäden oder Kopfverletzungen können ebenfalls Epilepsie verursachen, doch bei etwa der Hälfte der Patienten ist keine Ursache zu ermitteln. Ärzte behandeln die Epilepsie meist mit Medikamenten, um die Häufigkeit und Stärke der Anfälle zu verringern. Die Medikamente haben viele Nebenwirkungen von leichten, zum Beispiel Müdigkeit, bis zu schweren, etwa Suizidgedanken und entsprechende Verhaltensweisen. In manchen Fällen ist eine Operation notwendig, aber wie immer hat auch sie ihre Risiken.

Kokosöl enthält einen großen Anteil an mittelkettigen Fettsäuren, die vom Darm ins Blut oder von dort in die Leber gelangen. Die Leber kann sie dann in Ketone umwandeln. Eine neuere Studie hat nachgewiesen, dass epileptische Kinder, die drei Monate lang eine ketogene Diät zu sich nahmen, deutlich seltener Anfälle hatten als epileptische Kinder, die sich normal ernährten, und zwar unabhängig von der Art der Epilepsie.[42] Kokosöl liefert die Verbindungen, die der Körper braucht, um Ketone zu bilden, die epileptische Anfälle lindern und den Bedarf an Medikamenten verringern.

# Aids

Aids (*acquired immunodeficiency syndrome*, »erworbenes Immunschwächesyndrom«) ist eine sexuell übertragbare Krankheit, die sich durch Körperflüssigkeiten von einem infizierten Menschen auf andere ausbreiten kann, während der Schwangerschaft, der Entbindung oder des Stillens auch von der Mutter auf das Kind. Der Erreger, das HIV (*human immunodeficiency virus,* »menschliches Abwehrschwächevirus«), greift das Immunsystem an und zerstört Zellen, die der Körper braucht, um Infektionen zu bekämpfen. Opportunistische Krankheiten und Krebs können die Folge sein und sich ungehindert ausbreiten. Die Krankheit hat drei Stadien. Das erste kann mehrere Wochen dauern und Betroffene leiden oft an Fieber, Kopfschmerzen, Halsentzündung und Muskelschmerzen. Im zweiten Stadium treten häufig keine Symptome auf und antiretrovirale Medikamente können das Fortschreiten der Krankheit jahrzehntelang aufhalten. Ohne Behandlung wird das Immunsystem schwer geschädigt und die Krankheit erreicht das dritte Stadium, in dem der Körper für viele Krankheiten anfällig ist und die Lebenserwartung drastisch sinkt. Sobald Aids diagnostiziert wird, sollte die Behandlung mit einer Kombination aus Anti-HIV-Medikamenten beginnen, damit die Virenlast gering bleibt. Heilbar ist Aids nicht.

Wenn Erkrankte Kokosöl essen, wird Caprinsäure in Monocaprin umgewandelt. Diese Verbindung wurde auf ihre Wirkung gegen sexuell übertragene Krankheiten getestet. Man löste sie im Labor in einem Hydrogel und vermischte sie mit menschlichem Sperma, das mit HIV infiziert war. Nach einer Minute wurde das HIV zehntausendfach inaktiviert.[43] Andere Fettsäuren im Kokosöl, zum Beispiel Laurinsäure, wirken ebenfalls gegen verschiedene Viren und könnten auch das HIV angreifen.[44] Eine Studie, in deren Verlauf 15 unbehandelten Aids-Patienten sechs Monate lang Monolaurin oder Kokosöl verabreicht wurde, stellte fest, dass Monolaurin in Kapseln oder 45 Milliliter (3 Esslöffel) Kokosöl täglich die Virenlast senkte.[45] Dieser Befund wird durch dokumentierte Aids-Fälle gestützt, bei denen die Virenlast auf nahezu null sank, wenn die Patienten täglich 3,5 Esslöffel Kokosöl oder eine halbe Kokosnuss verzehrten.[46] Das Kokosöl muss verabreicht werden, damit der Körper Monocaprin und Mololaurin produziert. Eine tägliche Zufuhr unterstützt den Kampf gegen das HIV und senkt die Virenlast.

## Chlamydien

Chlamydien sind eine weitverbreitete sexuell übertragene Bakterienkrankheit. In den USA wurden 2015 über 1,5 Millionen Fälle gemeldet.[47] Die tatsächliche Zahl ist viel höher, weil viele Erkrankungen nicht bemerkt oder nicht berichtet werden. Viele Menschen haben keinerlei Symptome und wissen nicht, dass sie krank sind. Nur bei zehn Prozent der Männer und 30 Prozent der Frauen treten Symptome auf.[48, 49] Wenn sich Symptome einstellen, berichten Frauen von Scheidenausfluss, Blutungen, häufigem Harndrang sowie Schmerzen im Unterleib und im Becken. Bei Männern kann es zu schmerzhaftem Wasserlassen, empfindlichen Hoden oder Schleimabsonderungen aus dem Penis kommen.

Wird diese Krankheit nicht behandelt, können schwere Komplikationen die Folge sein. Manchmal werden die Eileiter und die Gebärmutter dauerhaft geschädigt. Infizierte Mütter können die Bakterien bei der Entbindung auf ihre Kinder übertragen und die Infektion kann eine Frühgeburt auslösen.[50] Sowohl bei Männern als auch bei Frauen kann es zu Leberentzündungen oder reaktiver Arthritis kommen. Zum Glück lassen sich Chlamydien mit Antibiotika leicht behandeln, aber die Schäden sind irreparabel.

Chlamydien sind gefährlich, weil sie häufig vorkommen und bisweilen keine Symptome hervorrufen. Viele Menschen erkranken, ohne es zu merken. Sie bleiben manchmal lange Zeit unbehandelt, sodass der Erreger sich ausbreiten und mehrere Organe befallen und schwere, irreversible Schäden anrichten kann. Das Risiko, Partner anzustecken, wird mit der Zeit ebenfalls größer. Aber der regelmäßige Verzehr von Kokosöl oder seine Anwendung als vaginales Gleitmittel oder Befeuchtungsmittel für die Genitalien kann *Chlamydia*-Bakterien den starken antibakteriellen Verbindungen im Kokosöl aussetzen. Laurinsäure, Caprinsäure und Monocaprin (das der Körper aus Caprinsäure herstellt) wurden auf ihre Wirkung bei Chlamydien getestet und es stellte sich heraus, dass sie diese Bakterien rasch inaktivieren und ihre Zahl erheblich verringern.[51] Die Fettsäuren zerstören die Bakterien, indem sie ihre äußere Schutzhülle zerstören. Die Erreger können sich dann nicht mehr vermehren und sterben schnell ab. Sexuell aktive Menschen können Kokosöl zur Vorbeugung verwenden; es vernichtet *Chlamydia*-Bakterien, bevor sie sich festsetzen können.

## Gonorrhö

Gonorrhö oder Tripper ist eine sexuell übertragbare Infektionskrankheit, die die Schleimhäute der Geschlechtsorgane, des Mundes, des Rachens, der Augen und des Enddarms befällt. Sie wird zwar meist durch Sex übertragen, aber ein Baby kann sie auch bei der Geburt von der Mutter bekommen. In diesem Fall sind meist die Augen des Kindes betroffen. Bei Gonorrhö treten oft keine Symptome auf. Manche Männer haben Schmerzen beim Wasserlassen, einen Ausfluss aus der Harnröhre oder Hodenschmerzen. Frauen leiden bisweilen an einem stärkeren Scheidenausfluss und an abnormen Scheidenblutungen. Ist der Enddarm infiziert, können Juckreiz, Wunden und Schwellungen die Folge sein. Einerlei, ob es zu Symptomen kommt oder nicht, eine unbehandelte Gonorrhö kann zu Unfruchtbarkeit, zu einem erhöhten Aidsrisiko und sogar zu einer lebensgefährlichen Komplikation namens disseminierte Gonokokkeninfektion führen. Gonorrhö kann man zwar mit Antibiotika behandeln, aber es gibt immer mehr resistente Bakterienstämme, sodass die Therapie immer schwieriger wird.

Deshalb brauchen wir dringend eine alternative Therapie. Studien belegen, dass mehrere mittelkettige Fettsäuren und ihre Derivative verschiedene Gonokokkenstämme rasch inaktivieren können. Im Rahmen einer Studie töteten Laurinsäure und Monocaprin alle fünf getesteten Gonokokkenstämme schon nach einer Minute ab. Unter den gleichen Bedingungen beseitigten Caprinsäure und Monolaurin einige Stämme vollständig und andere teilweise.[52] Sowohl Laurinsäure als auch Caprinsäure sind im Kokosöl enthalten.

Monocaprin und Monolaurin bildet der Körper aus diesen Fettsäuren. Sie alle zerstören die Zellmembranen der Gonokokken, sodass diese absterben. Da Kokosöl diese antibakteriellen Fettsäuren enthält, kann man es in den Enddarm, in die Genitalien und in die Haut rund um die Augen einreiben oder bei Halsentzündungen zum Gurgeln verwenden. Das trägt dazu bei, die Infektion zu beseitigen und weiteren Infektionen mit Gonokokken vorzubeugen.

## Trichomoniasis

Diese Geschlechtskrankheit wird vom Parasiten *Trichomonas vaginalis* verursacht. In den USA erkranken jährlich etwa 3,7 Millionen Menschen daran, aber nur ungefähr 30 Prozent wissen es.[53] Meist bleibt die Krankheit unbemerkt, weil sie oft keine Symptome auslöst. Manchmal leiden Frauen an übel riechendem Scheidenausfluss sowie an genitalem Juckreiz, schmerzhaftem Geschlechtsverkehr und Brennen beim Urinieren. Mögliche Symptome bei Männern sind Juckreiz im Penis, Ausfluss aus dem Penis und Brennen beim Urinieren oder bei der Ejakulation. Die Übertragung des Parasiten erfolgt durch Genitalkontakt mit einem Infizierten und die Inkubationszeit beträgt 5 bis 28 Tage. Beide Partner müssen mit Antibiotika behandelt werden und sexuell abstinent bleiben, bis die Infektion geheilt ist. In den meisten Fällen ist dies nach etwa einer Woche.

Kokosnüsse werden in der mexikanischen Medizin traditionell verwendet, um die Trichomoniasis zu behandeln.[54] Die Ärzte nehmen an, dass die Polyphenole das Wachstum des Parasiten in seiner Entwicklungsphase hemmen, sodass er abstirbt. Eine Studie belegt die Wirksamkeit von Granatäpfeln: Infizierte Frauen wurden vollständig geheilt, wenn sie Granatapfelsaft tranken.[55] Granatäpfel sind wie Kokosöl gute Quellen für Polyphenole. Wenn Sie an Trichomoniasis erkrankt sind oder es vermuten, sollten Sie täglich einen bis drei Esslöffel Kokosöl zu sich nehmen, bis die Infektion ausgeheilt ist.

## Brustkrebs

Brustkrebs beginnt, wenn die Zellen der Brust wuchern und einen Tumor bilden. Tumore können kanzerös werden, wenn sie wachsen und sich in andere Körperteile ausbreiten. Dieser Krebs kommt bei Frauen viel häufiger vor, doch auch Männer können an Brustkrebs erkranken. Mithilfe der Mammografie ist eine Früherkennung möglich, noch bevor Symptome auftreten. Mögliche Symptome sind blutiger Ausfluss aus den Brustwarzen und Veränderungen der Form oder Struktur einer Brust oder einer Brustwarze. Manchmal ist ein Knoten tastbar. Behandelt wird der Krebs in der Regel mit Strahlentherapie, Chemotherapie oder Operationen.

Die Chemotherapie kann das Leben der Patientinnen verdüstern und die Lebensqualität verschlechtern. In dieser schweren Zeit profitiert das Wohlbefinden von jeder Besserung der Nebenwirkungen und von einer zuversichtlicheren Einstellung zum Leben. Im Rahmen einer Studie erhielten Brustkrebspatientinnen im dritten und vierten Stadium, die mit Chemotherapie behandelt wurden, Kokosöl, um herauszufinden, ob es die Lebensqualität beeinflusst. Eine

Kontrollgruppe bekam kein Kokosöl. Die Patientinnen, die Kokosöl konsumierten, berichteten, verglichen mit der Kontrollgruppe, von mehr Energie, besserem Schlaf, größerem Appetit und weniger Atembeschwerden. Das Körperbild, die Symptome und die Zukunftserwartung waren ebenfalls besser und die Nebenwirkungen der Chemotherapie waren geringer.[56]

Kokosöl ist zudem ein vielversprechendes Mittel gegen Brustkrebszellen. In einer Studie wurden Brustkrebszellen 48 Stunden lang mit Caprinsäure und Caprylsäure, zwei Fettsäuren im Kokosöl, behandelt. Daraufhin verringerte sich die Menge der Krebszellen um bis zu 80 Prozent, verglichen mit Krebszellen, die nicht mit diesen Fettsäuren behandelt wurden.[57]

## Darmkrebs

Darmkrebs beginnt mit der Bildung gutartiger Zellklumpen, Polypen genannt, im Dickdarm. Mit der Zeit können diese Polypen zu Tumoren werden. Im Anfangsstadium sind oft keine Symptome vorhanden, aber wenn die Krankheit fortschreitet, kommt es zu Veränderungen der Stuhlgewohnheiten, Rektalblutungen, Bauchschmerzen, starker Müdigkeit und ungeklärter Gewichtsabnahme. Wie die meisten Krebsarten wird auch der Darmkrebs mit Strahlentherapie, Chemotherapie, Operationen oder einer Kombination dieser Verfahren behandelt.

Es ist schwierig, Umweltgifte zu vermeiden, deshalb müssen wir dafür sorgen, dass der Körper über die Substanzen verfügt, die er braucht, um einer Tumorbildung vorzubeugen. Eine Gruppe dieser schützenden Verbindungen sind die Antioxidantien. Die Phenolsäuren im Kokosöl sind als Antioxidantien bekannt. Der Verzehr von Phenolsäuren verstärkt den antioxidativen Schutz im Körper und kann das Krebsrisiko und die Tumorbildung verringern.[58] Aber nicht nur die Antioxidantien im Kokosöl sind die Stars, sondern auch seine Fettsäuren: Laurinsäure und Palmitinsäure. Diese Verbindungen, die im Kokosöl reichlich vorkommen und fast 60 Prozent seiner Fettsäuren ausmachen, können das Wachstum von drei Darmkrebszelllinien nachweislich stark hemmen.[59] Kokosöl ist somit ein vielversprechendes Mittel gegen Tumore und unterstützt ebenfalls die Chemotherapie. Wenn Sie täglich einen Esslöffel Kokosöl essen, können Sie die Lebensfähigkeit von Krebszellen schwächen, Tumoren vorbeugen und die Krebstherapie unterstützen.

## Geschwüre

Geschwüre sind Löcher in der Schleimhaut des Magens, des Dünndarms oder der Speiseröhre. Sie können Magenschmerzen, Blähungen, Sodbrennen, Übelkeit und Fettunverträglichkeit verursachen. Eine Infektion mit *Helicobacter pylori* gilt als Hauptursache. Der übermäßige Einsatz von Schmerzmitteln, Rauchen, Stress und Alkoholmissbrauch sind beitragende Faktoren. Wenn *Helicobacter pylori* nachgewiesen wurde, werden die Bakterien mit Antibiotika bekämpft. Oft werden auch Medikamente verordnet, die die Magensäure neutralisieren, blockieren oder reduzieren. Wichtig ist zudem, die Einnahme von Schmerzmitteln, das Rauchen und den Alkoholgenuss zu unterlassen.

Einige der Fettsäuren im Kokosöl werden im Körper in Monolaurin und Monocaprin umgewandelt. Diese Fettsäuren sind nachweislich wirksam gegen *Helicobacter pylori*.[60] Laurinsäure, der Hauptbestandteil des Kokosöls, vernichtet *Helicobacter pylori* ebenfalls und ihre Wirkung nimmt drastisch zu, wenn der pH-Wert sinkt. Wenn mehr als eine Fettsäure vorhanden ist, geht die Lebensfähigkeit der Bakterie noch mehr zurück.[61] Sobald die Bakterien vernichtet sind, ist die Ursache vieler Geschwüre beseitigt.

Wenn zu viel Magensäure schuld an einem Geschwür ist, kann Kokosöl ebenfalls helfen. Die Magensaftmenge, die männliche Ratten produzierten, wurde erheblich geringer, nachdem man sie mit nativem Kokosöl gefüttert hatte. Eine geringere Magensäureproduktion kann das Risiko für Schleimhautschäden und Geschwüre senken. Die Schleimbildung nahm zu, sodass die Magenwände geschützt wurden.[62] Anstatt Antibiotika oder Säureblocker anzuwenden, sollten Sie täglich einen Esslöffel Kokosöl zu sich nehmen. Es tötet schädliche Bakterien ab, schützt die Magenschleimhaut und sorgt dafür, dass Gewebeschäden heilen.

## Hautkrebs

Das Kennzeichen dieser häufigen Krebserkrankung ist ein abnormes Wachstum von Hautzellen. Die Ursache ist eine Mutation, die es den Zellen erlaubt, zu wuchern und einen Tumor zu bilden. Hautkrebs entsteht meist auf Hautflächen, die der Sonne ausgesetzt sind, aber er kann sich auch auf Hautpartien entwickeln, die vor der schädlichen UV-Strahlung geschützt sind. Andere Faktoren, zum Beispiel toxische

Chemikalien oder ein geschwächtes Immunsystem, können ebenfalls Hautkrebs hervorrufen. Es gibt drei Arten dieses Krebses. Das Basalzellkarzinom erscheint am häufigsten im Gesicht und am Hals und sieht wie eine wächserne Schwellung oder wie eine Narbe aus. Das Plattenepithelkarzinom kommt am häufigsten auf Hautflächen vor, die der Sonne ausgesetzt sind, und sieht wie ein rotes Knötchen oder eine flache Wunde mit schuppiger, verkrusteter Oberfläche aus. Melanome können überall auftreten. Typisch für sie sind große bräunliche Flecken mit dunkleren Tupfen oder dunkle Stellen an den Händen, Füßen oder Schleimhäuten. Leberflecke, die ihre Farbe oder Größe verändern, bluten oder unregelmäßige Ränder haben, können Melanome sein. Eine Operation, eine Strahlentherapie oder in die Haut eingeriebene Medikamente sind die üblichen Behandlungsmethoden bei Hautkrebs.

Kokosöl ist ein vielversprechendes Mittel zum Schutz vor Hautkrebs. Im Rahmen einer Studie wurden Krebszellen 48 Stunden lang mit drei Fettsäuren aus Kokosöl – Caprinsäure, Caprylsäure und Capronsäure – in unterschiedlichen Konzentrationen behandelt. Alle drei reduzierten die lebensfähigen Krebszellen um bis zu 90 Prozent, verglichen mit der Kontrollgruppe. Diese Fettsäuren verringerten die Fähigkeit der Krebszellen, sich zu vermehren, und töteten sie ab.[63] Das lässt darauf schließen, dass Kokosöl bei Hautkrebs ein wirksames Mittel neben den traditionellen Methoden ist. Eine Einreibung mit Kokosöl setzt die Hautzellen den Fettsäuren aus und kann die Zahl der Krebszellen reduzieren. Obendrein ist Kokosöl ein natürliches Sonnenschutzmittel, das bis zu 20 Prozent der UV-Strahlen blockiert,[64] Hautschäden verhindert und das Hautkrebsrisiko senkt.

## Leukämie

Leukämie ist ein Krebs der blutbildenden Gewebe. Bei Erwachsenen schädigt die T-Zellen-Leukämie die T-Zellen des Immunsystems, die Keime und Krebszellen vernichten. Die Ursache dieser Krankheit ist ein T-Zellen-Virus, das sexuell, durch Bluttransfusionen und durch Stillen übertragen wird. Es kann jahrzehntelang im Körper schlummern, doch wenn es aktiv wird, führt es rasch zum Tod. Krebsmedikamente können diesem Virus wenig anhaben und wenn es erst einmal aktiv wird, schädigt es die T-Zellen-Funktion erheblich und öffnet dadurch opportunistischen Infektionen die Tür. Weniger als fünf Prozent der Menschen mit dem Virus erkranken an T-Zellen-Leukämie und es lässt sich nicht vorhersagen, bei welchen Infizierten das der Fall sein wird. Betroffene leiden an vergrößerten Lymphknoten, einer vergrößerten Milz und einer vergrößerten Leber sowie an Haut- und Knochenschäden, Fieber, starker Müdigkeit und vielen weiteren Symptomen. Da diese Krankheit so selten ist, gibt es keine Therapie. Meist wird eine Mischung aus Medikamenten verabreicht und manchmal bekommen Patienten, die sich in Remission befinden, eine Stammzellentherapie, um krankes Knochenmark durch gesundes zu ersetzen.

Kokosöl kurbelt das Immunsystem an und kann für Leukämiepatienten eine große Hilfe sein, weil es zum Schutz vor Infektionen beiträgt. Die mittelkettigen Fettsäuren bekämpfen Bakterien, Viren, Pilze und Parasiten. Wenn sie diese Invasoren angreifen, kann sich das Immunsystem darauf konzentrieren, das Leukämievirus zu bekämpfen. Aber Kokosöl kann auch dieses Virus vernichten – die Fettsäuren und ihre Derivate zerstören die schützende Lipidmembran des Leukämievirus.[65]

## Magenkrebs

Beim Magenkrebs beginnen die Zellen in der Magenschleimhaut zu wuchern und sich in benachbarte Organe oder in die Lymphgefäße und -knoten auszubreiten. Von dort aus können die Krebszellen in andere Körperteile gelangen. Der Krebs wächst langsam und oft treten erst im Spätstadium Symptome auf. Magenkrebs kommt bei Männern öfter vor als bei Frauen. Menschen ab Mitte 60 sind häufiger betroffen. Die Nitrite und Nitrate in verarbeitetem Fleisch verursachen bei Labortieren Magenkrebs. Deshalb ist es ratsam, die Salami auf der Pizza und den Speck mit Eiern wegzulassen. Rauchen verdoppelt das Magenkrebsrisiko und Passivrauchen ist ebenso gefährlich. Eine dritte häufige Ursache für Magenkrebs ist eine Infektion mit *Helicobacter pylori.* Die meisten Menschen mit dieser Infektion bekommen nie Magenkrebs, aber eine langwierige Infektion kann zu einer Entzündung der Schleimhaut führen und Veränderungen auslösen, die eine Krebsvorstufe sind. Mögliche Symptome sind Übelkeit, Erbrechen, Appetitlosigkeit, Völlegefühl, Bauchschmerzen und Sodbrennen. In den meisten Fällen wird die Krankheit mit Medikamenten, Operationen, Chemotherapie und Strahlentherapie behandelt.

Kokosöl kann die Schmerzen lindern,[66] die mit Magenkrebs einhergehen, und es senkt das Risiko, bei einer *Helicobacter-pylori*-Infektion an Krebs zu erkranken. Monocaprin und Monolaurin – Derivate der Fettsäuren im Kokosöl – sind gegen *Helicobacter pylori* sehr wirksam.[67] Sie lösen die fetthaltige Membran der Bakterien auf, hindern sie an der Vermehrung und töten sie ab. Laurinsäure zerstört diese Bakterien ebenfalls sehr effektiv und wenn man sie mit Monolaurin und Monocaprin kombiniert, ist die Wirkung noch größer.[68] Wenn Sie einen Teil der anderen Fette im Essen durch Kokosöl ersetzen und eine ketogene Diät bevorzugen, stehen dem Körper mehr Ketogene zur Verfügung. Die Leber kann die mittelkettigen Fettsäuren im Kokosöl in Ketone umwandeln, die der Körper dann anstelle der Glukose als alternative Energiequelle verwendet. Die meisten Tumorzellen nutzen nämlich nur Glukose, um ihren Energiebedarf zu decken. Mithilfe von Ketonen können Sie Krebszellen aushungern, während normale Zellen überleben. Nicht alle Tumore verhalten sich so, deshalb ist es überaus wichtig, mit Ihrem Arzt zu sprechen, bevor Sie als Teil einer Behandlung mit einer ketogenen Ernährung beginnen.

## Giardiasis

*Giardia* ist ein winziger Parasit im Boden, in Nahrungsmitteln oder in Wasser, das mit Ausscheidungen infizierter Tiere oder Menschen kontaminiert wurde. Dieses Geißeltierchen kommt auf der ganzen Welt vor, oft in Gegenden mit schlechter Hygiene, und ist dort eine häufige Krankheitsursache. Es lauert in Seen und Bächen, aber auch im Trinkwasser, in Whirlpools und in Schwimmbecken. Wenn *Giardien* in den Körper gelangen, leben sie im Verdauungskanal und verursachen Krämpfe, Blähungen, Übelkeit und Durchfall. Die Infektion kann mehrere Wochen dauern, aber es ist nicht ungewöhnlich, dass die Verdauungsstörungen länger andauern. Bei schweren Infektionen können Antibiotika die Parasiten abtöten. Bei der Behandlung mit Antibiotika können häufig Nebenwirkungen wie Übelkeit oder ein metallischer Geschmack im Mund auftreten.

Wenn dieser Parasit Menschen befällt, kann er Nährstoffmangel bei Kindern, Gewichtsabnahme und Immunstörungen verursachen. Da er so lange lebt und langwierige Störungen auslöst, ist es wichtig, ihn früh zu beseitigen. Laurinsäure aus Kokosöl ist nachweislich wirksam, wenn Hamster an Giardiasis erkrankt sind. In einer Studie wurden Hamster in drei Gruppen eingeteilt und erhielten entweder ein Antibiotikum, das bei Giardiasis üblicherweise angewandt wird, oder Laurinsäure aus Kokosöl oder beides. Laurinsäure allein beseitigte bis zu 82 Prozent der Parasiten, zusammen mit dem Antibiotikum tötete sie bis zu 98 Prozent der Erreger ab,[69] mehr als das Antibiotikum allein. Wenn Laurinsäure zusammen mit dem Antibiotikum gegeben wurde, konnte man dessen Dosis halbieren, was der Darmflora zugutekam und die Gefahr von Nebenwirkungen erheblich verringerte.

## Malaria

Diese schwere Krankheit wird von einem Parasiten verursacht und von Stechmücken übertragen. Mehr als 200 Millionen Menschen infizierten sich 2015 mit Malaria,[70] meist in tropischen und subtropischen Regionen. In den USA erkranken jedes Jahr rund 1500 Menschen. Die meisten von ihnen sind Einwanderer oder Reisende, die aus tropischen Gegenden zurückkehren. Diese Krankheit kann tödlich sein und viele Kranke haben hohes Fieber, Schüttelfrost und grippeähnliche Symptome. Etwa 90 Prozent der Todesfälle ereignen sich in Afrika als Folge von Komplikationen, zu denen es im Verlauf der Krankheit kommt. Leider sterben kleine Kinder am häufigsten.

Nach einem Mückenstich dauert es mehrere Wochen, mitunter ein Jahr, bis Symptome auftreten. Manche Parasiten verursachen nach der Anfangsphase der Krankheit Rückfälle. Der Parasit kann monate- oder jahrelang schlummern und dann wieder aktiv werden. Wenn Malaria im Anfangsstadium diagnostiziert und behandelt wird, ist sie heilbar. Vorsicht ist geboten, wenn Sie in ein Land reisen, wo Malaria weitverbreitet ist. Nehmen Sie vor, während und nach der Reise Anti-Malaria-Medikamente ein, um Parasiten abzutöten und Symptomen vorzubeugen. Viele Parasiten sind allerdings inzwischen immun gegen Arzneimittel, deshalb sind Forscher ständig auf der Suche nach neuen wirksamen Medikamenten.

Die Volksmedizin hat eine lange und bewegte Geschichte, die ein Licht auf alte Behandlungsmethoden und Heilmittel für zahlreiche Krankheiten wirft. In Malaysia werden Kokosnüsse traditionell als Medizin gegen Malaria genutzt. Um diese Praxis zu testen, verabreichten Wissenschaftler malariakranken Mäusen einen Extrakt aus Kokosnussfleisch. Sie beobachteten, dass die Zahl der Parasiten deutlich zurückging, obgleich die infizierten Tiere nicht länger lebten. Trotzdem gilt: Die pharmakologisch wirksamen Bestandteile des Kokosöls, vor allem die Polyphenole, haben nachweislich eine Wirkung bei Malaria.[71] Weitere Bemühungen, mithilfe des Kokosöls einen Wirkstoff gegen Malaria zu finden, sind daher gerechtfertigt.

## Ringelflechte

Typisch für diese Fadenpilzinfektion der oberen Hautschicht ist ein ringförmiger roter Ausschlag mit einer unauffälligen Stelle in der Mitte. Der Pilz kann jeden Körperteil mit einem oder mehreren Ringen befallen. Er ist ansteckend und wird von einem infizierten Menschen auf einen anderen übertragen. Auch Tiere können betroffen sein. Schon die Berührung des Bettzeugs, eines Handtuchs oder eines anderen Gegenstandes, mit dem der Pilz in Kontakt war, kann zu einer Infektion führen. Kinder sind am anfälligsten. Anfangs ist der juckende Ausschlag rot und flach, später kann sich die Haut entzünden und eitrige Pusteln bilden. Rezeptfreie Mittel gegen Pilze helfen gegen diese Infektion. In schweren Fällen sind jedoch Antipilzmittel notwendig.

Ein beliebtes Hausmittel gegen die Ringelflechte ist Kokosöl. Die mittelkettigen Fettsäuren im Öl sind starke Antipilzmittel.[72] Laurinsäure, die vorherrschende Fettsäure im Kokosöl, und Monolaurin, das der Körper aus der Laurinsäure herstellt, inaktivieren mehrere Arten von Fadenpilzen oder töten sie ab.[73] Aber das sind nicht die einzigen Bestandteile im Kokosöl, die helfen. Seine Polyphenolverbindungen sind ebenfalls starke Antipilzmittel. Auch Polyphenolextrakte aus anderen Pflanzen hemmten bei einem Test das Wachstum von zwei Fadenpilzarten.[74] Aber Medikamente stehen nicht immer zur Verfügung und sind oft nicht wirksam. In solchen Fällen ist Kokosöl ein natürliches, ungefährliches, preiswertes und effektives Mittel gegen die Krankheit. Man kann es mehrere Male am Tag direkt in die erkrankte Haut einreiben. Nachts trägt man eine dickere Schicht auf und bedeckt sie mit einem Verband. Dann können die Fettsäuren und Polyphenole die ganze Nacht arbeiten und die Haut sollte innerhalb weniger Wochen genesen.

## Schilddrüsenstörungen

Die Schilddrüse ist eine schmetterlingsförmige Drüse im Hals oberhalb des Schlüsselbeins. Sie produziert Hormone, die den Stoffwechsel beeinflussen und viele Körperfunktionen steuern, vom Appetit bis zur Schnelligkeit des Wachstums. Wenn die Hormonproduktion der Schilddrüse gestört ist, können die Auswirkungen weitreichend sein. Eines der Hauptsymptome einer Unterfunktion *(Hypothyreose)* ist starke Müdigkeit, weil der Körper eine bestimmte Menge dieser Hormone für seine Energiegewinnung braucht. Gewichtszunahme, eine niedrige Herzfrequenz, trockene Haut und Kälteunverträglichkeit kommen ebenfalls häufig vor. Um diesen Zustand in den Griff zu bekommen, können Ergänzungsmittel oder Hormongaben notwendig sein. Bei einer Überfunktion der Schilddrüse *(Hyperthyreose)* stört die Hormonschwemme das chemische Gleichgewicht im Körper und die Folge können Gewichtsabnahme, Schlaflosigkeit, Angst und Hitzeunverträglichkeit sein. Behandelt wird diese Störung mit Medikamenten, die die Drüsenfunktion hemmen, oder mit einer Operation.

Da die Schilddrüse für so viele Körperfunktionen wichtig ist, muss sie optimal arbeiten. Viele Öle, die wir konsumieren, bestehen aus langkettigen ungesättigten Fettsäuren, unter anderem Sonnenblumenöl, Olivenöl, Maisöl, Rapsöl und Sojaöl. Einige von ihnen haben einen gesundheitlichen Wert; doch Kokosöl hat auf die Schilddrüse eine ganz andere, positive Wirkung. Ungesättigte Öle hindern Enzyme daran, Schilddrüsenhormone zu produzieren und verursachen einen Mangel an Progesteron und Pregnenolon. Diese Hormone schützen den Körper vor Stress und helfen uns, jung zu bleiben. Wenn Sie ungesättigte Fettsäuren durch Kokosöl ersetzen, bekommt Ihr Körper ein stabiles Öl, das er leicht verstoffwechseln und als Energiequelle nutzen kann und das die Produktion von Schilddrüsenhormonen nicht stört. Kokosöl besteht nämlich zum größten Teil aus gesättigten mittelkettigen Fettsäuren, die nicht so leicht oxidieren wie ungesättigte Öle und daher weniger freie Radikale freisetzen. Freie Radikale sind instabile Moleküle, die nach einem Elektron suchen. Sie greifen das nächste stabile Molekül an und stehlen ihm eines seiner Elektronen, sodass aus diesem Molekül ebenfalls ein freies Radikal wird. So beginnt eine Kettenreaktion, die letztlich zum Tod der Zelle führt. Wenn es sich um Leberzellen handelt, wird die Umwandlung des T4-Schilddrüsenhormons in das biologisch aktivere T3-Hormon gebremst. Mit Kokosöl können Sie all diese Störungen und Schäden vermeiden und die T4/T3-Umwandlung normalisieren. Kokosöl hilft auch, einige Folgen einer Schilddrüsenunterfunktion rückgängig zu machen. Es liefert dem Körper die Energie, die er braucht, um Müdigkeit zu bekämpfen, es kurbelt den Stoffwechsel an und fördert dadurch die Gewichtsabnahme und es steigert die Wärmeproduktion des Körpers.[75]

# Diabetes

Diese Krankheit beeinflusst den Umgang des Körpers mit Glukose und führt zu einem erhöhten Blutzuckerspiegel. Bei Diabetes Typ 1 bildet die Bauchspeicheldrüse wenig oder gar kein Insulin. Bei Typ-2-Diabetes erzeugt diese Drüse zwar Insulin, aber der Körper kann es schlecht verwerten. Schwangerschaftsdiabetes verursacht ebenfalls einen zu hohen Blutzuckerspiegel. Manche Menschen sind genetisch für Diabetes anfällig, doch auch Übergewicht ist ein Risikofaktor. Durst, häufiges Urinieren, starke Müdigkeit, Hautkribbeln, Taubheit in den Händen oder Füßen und Sehtrübung sind Anzeichen für Diabetes. Behandelt wird die Krankheit mit Bewegung, besserer Ernährung und der Überwachung des Blutzuckers. Viele Betroffene benötigen tägliche Insulininjektionen.

Diabetiker müssen ihren Blutzucker genau beobachten, um sicherzustellen, dass er nicht zu hoch ist. Im Rahmen einer Studie senkte natives Kokosöl den Nüchternblutspiegel diabetischer männlicher Ratten, die vier Wochen lang einmal täglich mit dem Öl gefüttert wurden. Die Glukosetoleranz besserte sich ebenso wie das Seruminsulin in einer der Gruppen, die Kokosöl bekamen.[76] Diese blutzuckersenkende und insulinfördernde Wirkung zeigt, dass natives Kokosöl ein vielversprechendes Mittel bei der Behandlung von Diabetikern ist.

Diabetiker müssen sich aber auch vor einem zu niedrigen Blutzuckerspiegel hüten. Diese Hypoglykämie kann unter anderem zu Verwirrung, Sprechstörungen und Unbeholfenheit führen. Dann ist es wichtig, den Blutzucker durch den Verzehr zuckerhaltiger Nahrungsmittel schnell zu erhöhen.

Betroffene merken jedoch nicht immer, dass ihr Zuckerspiegel zu niedrig ist, oder ihre Lage ist so ernst, dass sie sich nicht mehr selbst helfen können. Hypoglykämie ist bei Diabetikern nicht ungewöhnlich.

Die mittelkettigen Fettsäuren im Kokosöl können den kognitiven Abbau, der mit Hypoglykämie einhergeht, drastisch verringern. Elf Diabetiker mit Hypoglykämie erhielten entweder ein Getränk mit mittelkettigen Fettsäuren oder ein Placebo und unterzogen sich danach einer Reihe von kognitiven Tests. Das Getränk mit den mittelkettigen Fettsäuren verbesserte die Gehirnfunktion bei allen Tests erheblich. Die Fettsäuren unterstützten die synaptische Übertragung im Gehirn bei Unterzuckerung. Normalerweise ist die Nervenfunktion und damit auch die Kognition bei hypoglykämischen Diabetikern unter diesen Bedingungen gestört.[77] Die mittelkettigen Fettsäuren wurden im Körper wahrscheinlich in Ketone umgewandelt und in das Gehirn befördert, das sie dann als alternative Energiequelle nutzte und deshalb weiter optimal arbeiten konnte. Diabetiker können also Kokosöl vorbeugend anwenden, um die Gehirnfunktion bei Hypoglykämie aufrechtzuerhalten.

## Fettverteilungsstörung

Der abnorme und fortschreitende Verlust von Fettgewebe unter der Haut oder an Organen wird Fettverteilungsstörung oder Lipodystrophie genannt. Dieser Fettabbau kann überall im Körper oder nur in einem bestimmten Teil auftreten und hinterlässt Dellen oder eingesunkene Stellen unter der Haut. Wenn in einem Körperteil Fett verloren geht, sammelt es sich woanders an. Die Folge sind kleine oder große Kno-

ten. Diese Störung geht mit Stoffwechselanomalien einher, zum Beispiel mit Insulinresistenz, Diabetes, hohen Blutfettwerten oder Fettleber. Sie ist selten und trifft meist Kinder und junge Erwachsene, vor allem Mädchen und Frauen. Der Fettabbau beginnt langsam und meist ist das Unterhautgewebe im Gesicht, am Hals und am Oberkörper betroffen. Bei Frauen sammelt sich das Fett oft am Po und in den Beinen an. Bei Männern ist das selten. Die Krankheit ist nicht tödlich, aber sie kann mit Nierenversagen und Komplikationen während der Schwangerschaft einhergehen. Bis heute gibt es keine bekannten Therapien, die den Fettverlust und die Umverteilung des Fettes verlangsamen könnten.

Wenn diese Krankheit zu eingesunkenen Hautpartien führt, kann Kokosöl diese Stellen auffüllen, sodass die Haut wieder glatt und eben erscheint. Ein Arzt behandelte eine Patientin, die als Folge von Insulininjektionen tiefe Dellen an der Vorderseite der Oberschenkel hatte, mit abgekochtem Kokosöl, das er abkühlen ließ und dann in die Dellen injizierte. Die Ergebnisse waren sofort erkennbar. Im Laufe der folgenden acht Jahre erlebte die Frau jedoch Rückschläge, da sie erheblich zugenommen hatte, und schließlich waren die Dellen wieder deutlich zu sehen. Die Patientin erhielt zwei weitere Injektionen in beide Beine. In den linken Oberschenkel injizierte der Arzt erneut Kokosöl, woraufhin sich das Aussehen der Haut so weit besserte, dass nach vier Monaten nur noch eine kleine Delle erkennbar war. In den rechten Oberschenkel spritzte der Arzt Kokosöl und Paraffinwachs. Nach vier Monaten war das Ergebnis an diesem Bein sogar noch besser und die Delle war verschwunden.[78] Kokosöl kann als ungiftiger Füllstoff unter der Haut dienen. Beachten Sie aber, dass diese Behandlung nur ein erfahrener Arzt vornehmen sollte.

## Hyperlipidämie

Bei dieser Krankheit sind die Blutfettwerte – Cholesterin und Triglyceride – zu hoch. Sie führt zu Atherosklerose,[79] einer Krankheit, bei der sich Plaque in den Arterien bildet, also in den Blutgefäßen, die sauerstoffreiches Blut durch den Körper transportieren. Plaque sammelt sich entlang der Arterienwände an und besteht aus Fett, Cholesterin, Kalzium und anderen Substanzen. Mit der Zeit verhärtet sich die Plaque und verengt die Arterien. Ohne Behandlung kann die Durchblutung so stark eingeschränkt sein, dass ein Herzanfall, ein Schlaganfall oder der Tod die Folge sind. Atherosklerose ist eine sehr häufige Krankheit, deren Symptome oft unauffällig sind. Zu den Risikofaktoren gehören ungesunde Ernährung, Bewegungsmangel und Rauchen. Es überrascht daher nicht, dass die Umstellung der Lebensweise die wichtigste Behandlung ist.

Kokosöl kann hohe Blutfettwerte senken. Eine Studie mit philippinischen Frauen belegt, dass der Verzehr von Kokosöl das HDL (das gute Cholesterin), nicht aber das LDL (das schlechte Cholesterin) oder die Triglyceride vermehrt.[80] Ein höherer HDL-Blutspiegel ist wichtig, weil das HDL das LDL einsammelt und zur Leber befördert. Dadurch sinkt der LDL-Blutspiegel. Freie Radikale oxidieren das LDL und lösen dadurch eine Entzündungsreaktion in den Arterienwänden aus, die zur Bildung von Plaque führt. Die mittelkettigen Fettsäuren im Kokosöl, vor allem die reichlich vorhandene Laurinsäure, fördern die antioxidative Aktivität[81] und neutralisieren freie Radikale, sodass sie das LDL nicht oxidieren können. Zudem enthält das Kokosöl Polyphenole, die ebenfalls Antioxidantien sind. Aber sie verhindern Schäden an den Arterienwänden. Eine andere zwölfwöchige Studie mit Frauen zeigte, dass der Verzehr von 30 Millilitern (zwei Esslöffeln) Kokosöl den HDL-Spiegel erhöht und das LDL-HDL-Verhältnis senkt. Andere Teilnehmer dieser Studie erhielten Sojaöl und hatten einen höheren Gesamtcholesterinspiegel, einen höheren LDL-Spiegel und ein höheres LDL-HDL-Verhältnis.[82] Alle diese Faktoren lassen darauf schließen, dass Kokosöl dem Sojaöl überlegen ist; das heißt, es senkt den Blutfettspiegel stärker und schützt das Herz und die Blutgefäße besser als Sojaöl. Es kann die Menge der unerwünschten Fette im Blut senken und die Menge der nützlichen erhöhen. Deshalb ist es ratsam, täglich zwei Esslöffel Kokosöl zu essen, um das Risiko für Herzkrankheiten zu senken, anstatt andere Pflanzenöle zu konsumieren.

## Bluthochdruck

Die Kraft, die das Blut auf die Arterienwände ausübt, bestimmt den Blutdruck. Man misst ihn in den Arterien, wenn das Herz sich zusammenzieht *(Systole)* und wenn es ruht *(Diastole)*. Der Blutdruck bestimmt, wie viel Blut das Herz pumpt und wie hoch der Widerstand ist, auf den das Blut trifft, wenn es durch die Arterien strömt. Wenn der Blutdruck ständig über 140/90 mmHg (Millimeter Quecksilbersäule) liegt, gilt er als hoch. Bluthochdruck entwickelt sich langsam und viele Menschen leiden daran, ohne es zu wissen. Er kann die Blutgefäße und das Herz schädigen. Wenn er nicht behandelt wird, kann er einen Herzinfarkt oder einen Schlaganfall auslösen. Der primäre Bluthochdruck hat keine identifizierbare Ursache, aber

Fettleibigkeit, Rauchen, falsche Ernährung, Bewegungsmangel und hoher Salzkonsum sind bekannte Risikofaktoren. Der sekundäre Bluthochdruck hat eine Ursache und kann auf Drogen, bestimmte Medikamente, Alkoholmissbrauch, Schilddrüsenstörungen oder Nierenprobleme zurückzuführen sein. Auf eine Änderung der Lebensweise spricht der Bluthochdruck gut an. Mehr Bewegung, nährstoffreiche Kost, Stressabbau und Verzicht auf Zigaretten und Alkohol senken meist den Blutdruck. Viele Medikamente senken ihn ebenfalls, zum Beispiel Thiaziddiuretika, die das Blutvolumen verringern, Betablocker, die die Herzfrequenz senken, ACE-Hemmer, die einige Hormone blockieren, die den Blutdruck regulieren, Kalziumkanalblocker und Reninhemmer, die die Arterien weiten. Alle diese Medikamente haben erhebliche Nebenwirkungen, unter anderem Durchfall, starke Müdigkeit, Übelkeit, Erektionsstörungen und Kopfschmerzen.

Eine gesündere Lebensweise ist die wichtigste Maßnahme bei Bluthochdruck. Wenn weitere Maßnahmen notwendig sind, sollten Sie täglich zwei Esslöffel Kokosöl zu sich nehmen, bevor Sie eines der oben erwähnten Medikamente einnehmen. Vielleicht sinkt Ihr Blutdruck dann, ohne dass Sie unter den vielen Nebenwirkungen der Arzneimittel leiden müssen. Eine neuere Studie belegt, dass der Konsum von Kokosöl innerhalb von 30 Tagen den arteriellen Blutdruck bei Ratten senkt, während er bei Ratten, denen man Salinesalz verabreicht, erhöht bleibt.[83] In Sri Lanka wurde zwischen 1978 und 1991 eine interessante Beobachtung gemacht. Die Menge der verzehrten Kokosnüsse nahm um 25 Prozent ab und die Nüsse wurden durch Kokosöl und andere Pflanzenöle ersetzt. Als der Kokosölverzehr zurückging, nahm die

Zahl der Herzkrankheiten zu.[84] Da Bluthochdruck ein Risiko für Herzerkrankungen ist, kann Kokosöl den Blutdruck und dieses Risiko senken.

## Metabolisches Syndrom

Das metabolische Syndrom ist keine Krankheit, sondern eine Gruppe von Risikofaktoren, die gemeinsam vorliegen können und das Risiko für Herzkrankheiten, Schlaganfälle und Diabetes vergrößern. Es gibt fünf solche Risikofaktoren: Übergewicht, ein hoher Triglyceridspiegel, ein niedriger HDL-Spiegel (das gute Cholesterin), Bluthochdruck und ein hoher Nüchternblutzuckerspiegel (Insulinresistenz). Mindestens drei dieser Faktoren müssen vorliegen, um die Diagnose zu bestätigen. Da dieses Syndrom eng mit Übergewicht und Bewegungsmangel verbunden ist, können eine Ernährungsumstellung und Sport alle Risikofaktoren deutlich bessern. Diese Veränderungen setzen jedoch lebenslanges Engagement voraus und sie sind die beste Methode, die Stoffwechselfunktion zu verbessern. Um den Prozess zu beschleunigen, setzen manche Ärzte auch Medikamente ein, die helfen, den Blutdruck, das Cholesterin und den Blutzucker in den Griff zu bekommen.

Mittelkettige Fettsäuren sind sehr wichtig, um den Blutfettspiegel zu verbessern und Herzkrankheiten vorzubeugen. Eine Studie mit philippinischen Frauen wies nach, dass der Konsum von Kokosöl den HDL-Spiegel erhöht und den Triglyceridspiegel nicht beeinflusst.[85] Viele andere Öle und Fette erhöhen den Triglyceridspiegel. Eine andere zwölfwöchige Studie mit Frauen zeigte, dass der tägliche Verzehr von 30 Millilitern (zwei Esslöffeln) Kokosöl den HDL-Spiegel erhöhte und das LDL-HDL-Verhältnis senkte.[86]

Kokosöl kann auch den Bluthochdruck lindern. Eine neuere Studie wies nach, dass Ratten mit Bluthochdruck, die 30 Tage lang mit Kokosöl gefüttert wurden, am Ende der Studie einen niedrigeren Blutdruck hatten als Artgenossen, denen man Salinensalz gegeben hatte.[87] Bei Menschen ist diese Korrelation ebenfalls zu beobachten. In Sri Lanka nahm der Kokosnussverzehr zwischen 1978 und 1991 um 25 Prozent ab. Das Kokosöl wurde durch Maisöl und andere Pflanzenöle ersetzt. Während der Kokosölkonsum zurückging, stieg die Zahl der Herzkranken.[88]

Mittelkettige Fettsäuren wie jene im Kokosöl steigern nachweislich den Stoffwechsel und fördern die Gewichtsabnahme. Dank ihrer geringen Molekülgröße werden sie aus dem Darm unmittelbar ins Blut aufgenommen, zur Leber transportiert, oxidiert und als Energiequelle verwendet. Im Gegensatz zu den langkettigen Fettsäuren in vielen anderen Fetten, zum Beispiel im Oliven- und Sojaöl, werden sie kaum in Fettzellen gespeichert. Diese positive Wirkung auf das Gewicht bestätigte eine Studie mit 20 fettleibigen Freiwilligen, die vier Wochen lang natives Kokosöl zu sich nahmen. Am Ende der Studie war der Taillenumfang der Teilnehmer signifikant geringer als vorher.[89] Das bestätigt eine frühere Studie mit Frauen, die zu dem Ergebnis kam, dass der Konsum von Kokosöl nicht nur das Bauchfett, sondern auch den Body-Mass-Index reduzierte.[90] Geringeres Bauchfett senkt das Risiko für das metabolische Syndrom.

Kokosöl kann sogar den Blutzuckerspiegel verbessern. Bei diabetischen männlichen Ratten, die vier Wochen lang einmal am Tag mit Kokosöl gefüttert wurden, sank der Nüchternblutzuckerspiegel deutlich und der Seruminsulinspiegel stieg.[91] Diese Wirkung des Kokosöls trägt dazu bei, einen hohen Blutzuckerspiegel zu stabilisieren, und ist daher eine Alternative zu Medikamenten, wenn Nichtdiabetiker ihr Diabetesrisiko senken wollen.

Kokosöl trägt dazu bei, alle fünf Risikofaktoren des metabolischen Syndroms in den Griff zu bekommen. Je nach Schwere der Symptome können Sie täglich bis zu drei Esslöffel natives Kokosöl zu sich nehmen. Gesunde Ernährung und genügend Bewegung sind ebenfalls wichtig.

## Bauchspeicheldrüsenentzündung

Die Bauchspeicheldrüse ist eine große Drüse hinter dem Magen und neben dem Dünndarm. Sie ist sehr wichtig für die Verdauung und schüttet starke Enzyme in den Dünndarm aus, die die Nahrung zerlegen. Es kommt zu einer Entzündung, Pankreatitis genannt, wenn die Verdauungsenzyme aktiv werden, bevor die Drüse sie an den Dünndarm abgibt. Dann greifen sie die Drüse an und verursachen eine Entzündung. Eine akute Pankreatitis tritt plötzlich ein und dauert nur ein paar Tage. Häufige Symptome sind Schmerzen im Oberbauch, die bisweilen zum Rücken ausstrahlen oder nach dem Essen stärker werden, ein empfindlicher Unterleib, ein schneller Puls, Übelkeit, Erbrechen und Fieber. Die chronische Pankreatitis ist eine langwierige Entzündung der Bauchspeicheldrüse mit den gleichen Symptomen wie bei der akuten Pankreatitis sowie zusätzlich Gewichtsabnahme und fettige Stühle. Diese Krankheit wir meist von jahrelangem Alkoholmissbrauch verursacht, aber auch Gallensteine, Medikamente, ein hoher Triglyceridspiegel, Verletzungen oder die Erbanlagen spielen eine Rolle. Weil die Schmerzen sehr stark sind, werden meist Schmerzmittel verordnet. Ist die Krankheit ernst, kann eine Operation notwendig sein, bei der die Gallenblase, geschädigtes Pankreasgewebe oder Blockaden der Gallenwege entfernt werden.

Es ist schwierig, die Schmerzen loszuwerden, die sich nach einer Mahlzeit einstellen. Die mittelkettigen Fettsäuren, die im Kokosöl reichlich vorhanden sind, können dabei helfen. Bei Patienten mit chronischer Pankreatitis linderte die Gabe einer Mischung aus mittelkettigen Fettsäuren und hydrolisierten Peptiden (die Proteine in ihre Bestandteile zerlegen) die Schmerzen innerhalb von zehn Wochen um fast 62 Prozent. Gleichzeitig nahm die Bildung von Verdauungsenzymen deutlich ab, wodurch die Bauchspeicheldrüse entlastet wurde.[92] Kokosöl wird unmittelbar durch die Darmwand resorbiert, ohne dass es durch Enzyme, zum Beispiel durch langkettige Fettsäuren, abgebaut werden muss. Wenn Sie Kokosöl statt andere Fette, die langkettige Fettsäuren enthalten (Fleisch, Milchprodukte, Samenkerne, Nüsse und viele Pflanzenöle), zu sich nehmen, verringern Sie die Arbeitsbelastung der Bauchspeicheldrüse und lindern die Schmerzen nach dem Essen. Dann kann die Drüse allmählich heilen, die Entzündung lindern und wieder optimal arbeiten.

## Morbus Crohn

Morbus Crohn ist eine chronische entzündliche Darmerkrankung, die Teile der Schleimhaut angreift, vor allem das tiefe Gewebe des Dünndarms und den Anfang des Dickdarms. Die Symptome entwickeln sich allmählich und können plötzlich aufflackern oder zeitweilig verschwinden. Viele Kranke leiden an Magenschmerzen und -krämpfen, Durchfall, Appetitlosigkeit, Blutungen aus dem Enddarm, starker Müdigkeit und Fieber. Manchmal spielen die Erbanlagen eine Rolle, aber auch Bakterien und Viren können eine übersteigerte Immunreaktion auslösen, die Zellen des Verdauungstrakts angreift. In schweren Fällen ist bisweilen ein chirurgischer Eingriff angebracht, doch die meisten Patienten werden mit Medikamenten behandelt, die Entzündungen oder das Immunsystem hemmen. Einige Nebenwirkungen dieser Therapie können Übelkeit, Durchfall, Sodbrennen, Kopfschmerzen, Bluthochdruck, Diabetes, Glaukom, Krebs und Leberschäden sein.

Diese Krankheit kann Betroffene sehr schwächen und ihre Lebensqualität schwer beeinträchtigen. Die üblichen Medikamente helfen zwar, doch einige der möglichen Nebenwirkungen sind gefährlich. Kokosöl ist unbedenklich und ungiftig und es lindert die Darmentzündung und viele Symptome. Eine Studie mit Mäusen, die mit Sonnenblumenöl oder mit einer Mischung aus Sonnenblumen- und Kokosöl gefüttert wurden, belegte, dass der Darm der Tiere in der zweiten Gruppe weniger entzündet war.[93] Die Forscher vermuteten, dass die mittelkettigen Fettsäuren im Kokosöl die Entzündung hemmten und dass sie auch Menschen mit Morbus Crohn helfen könnten.

Wenn Bakterien oder Viren die Entzündung im Verdauungssystem ausgelöst haben, können die antibakteriellen Verbindungen im Kokosöl sie lindern, indem sie die Erreger abtöten. Die Immunreaktion ist dann schwächer, die Schwellung lässt nach und das Darmgewebe kann sich erholen. Diäten, die einige langkettige Fettsäuren durch mittelkettige ersetzen, zum Beispiel durch die Fettsäuren im Kokosöl, helfen, die Darmentzündung und die mit ihr verbundenen Symptome zu lindern.

## Leberkrankheiten

Die Leber ist das größte innere Organ des Körpers. Sie filtert Toxine aus dem Blut, damit sie keine Gewebe schädigen können. Wird das Lebergewebe selbst geschädigt, kann es sich regenerieren und neues, gesundes Gewebe bilden. Ist der Schaden jedoch zu groß, wird die Leber krank und arbeitet nicht mehr optimal. Einige Krankheiten können die Leber schädigen, zum Beispiel Hepatitis A, B und C, Leberzirrhose, die nicht alkoholische Fettlebererkrankung und die Alkoholhepatitis. Mögliche Symptome sind Bauchschwellungen und Bauchschmerzen, kleinflächige Hautblutungen, starke Müdigkeit, Appetitlosigkeit und Gelbsucht. Eine Veränderung der Lebensweise wird empfohlen, je nachdem, welche Ursache die Krankheit hat. Verzicht auf Alkohol, Gewichtsabnahme, Medikamente oder eine Operation helfen, das Fortschreiten der Krankheit aufzuhalten oder zu hemmen. Ist der Schaden zu groß, kann eine Lebertransplantation notwendig werden.

Eine Studie mit Laborratten wies nach, dass eine Vorbehandlung mit nativem Kokosöl das Ausmaß des Leberschadens erheblich verringerte, den die Verabreichung des Schmerzmittels Paracetamol (drei Gramm je Kilogramm Körpergewicht) hervorgerufen hatte. Während der Studie nahm das Gewicht der Leber nicht signifikant zu und die Lebensfähigkeit der Leberzellen blieb erhalten, anders als bei der Kontrollgruppe.[94] Kokosöl kann auch helfen, die nicht alkoholische Fettlebererkrankung zu verhindern oder zu behandeln, die heutzutage im Gefolge des Diabetes immer häufiger vorkommt. Das Öl enthält Phenolverbindungen, die starke Antioxidantien sind[95, 96] und die oxidative Belastung der Leber verringern und zudem Entzündungen hemmen.[97] Die Antioxidantien im Kokosöl schützen auch vor Leberschäden durch Alkohol.[98, 99] Kokosöl eignet sich also als natürliches Mittel zur Vorbeugung gegen Lebererkrankungen und zu ihrer Behandlung.

## Hepatitis C

Hepatitis C ist eine Virusinfektion der Leber. Sie wird durch verunreinigtes Blut übertragen und kann viele Jahre lang im Körper überleben, bis schließlich Symptome auftreten. Die meisten Menschen wissen erst, dass sie erkrankt sind, wenn das Virus die Leber schädigt und Symptome wie Fieber, Übelkeit, Durchfall, Appetitlosigkeit, starke Müdigkeit, Gelbsucht, Muskelschmerzen und Blutungen verursacht. Wenn die Krankheit nicht behandelt wird, kann sie eine Lebervernarbung – die die Funktion des Organs stört –, Leberkrebs oder sogar Leberversagen verursachen. Ohne Leber können wir nicht leben. Im Anfangsstadium kann man Hepatitis C mit antiviralen Medikamenten behandelt, um das Virus zu vernichten. Wenn die Leber zu stark geschädigt ist oder kaum noch arbeitet, kann eine Lebertransplantation notwendig sein.

Kokosöl enthält viele Fettsäuren, die Viren mit Lipidmembranen vernichten können, auch das Hepatitis-C-Virus.[100] Sie zerstören die Membran, indem sie die Lipide auflösen, was zum Zelltod führt. Eine der Verbindungen, die im Körper aus Kokosöl entstehen, ist Monolaurin. Diese Fettsäure stört vermutlich das Signal, das die Viren ihren Wirtszellen senden.[101] Dann können sich die Viren nicht mehr an die Wirtszelle binden und sich nicht mehr vermehren. Eine andere Fettsäure im Kokosöl, die Linolsäure, hindert die Viren an der Replikation.[102] Ohne die Fähigkeit, neues Virusmaterial zu bilden, kommt die Krankheit zum Stillstand und erlischt schließlich. Sie können Kokosöl täglich essen, um die notwendigen Fettsäuren aufzunehmen und Hepatitis C effektiv zu bekämpfen und die medizinische Behandlung, zum Beispiel die Interferontherapie, die das Immunsystem ankurbelt, optimal zu ergänzen.

## Masern

Die Masern sind eine sehr ansteckende Krankheit, die von einem Virus verursacht wird, der sich in der Nase und im Rachen vermehrt. Ein infizierter Mensch kann dieses Virus verbreiten, wenn er hustet, niest oder Essen oder Getränke mit anderen teilt. Das Virus kann mehrere Stunden auf Oberflächen überleben; deshalb ist es ratsam, sich häufig die Hände zu waschen, wenn man Kontakt mit Infizierten hat. Die Infektion beginnt wie eine Erkältung – hohes Fieber, Halsentzündung, laufende Nase, Husten –, verschlimmert sich aber, wenn Durchfall und wunde rote Augen auftreten. Diese Symptome legen sich dann und am ganzen Körper erscheint ein roter Ausschlag. Die ansteckende Phase beginnt vier Tage vor dem Ausschlag und endet vier Tage danach. Diese Krankheit ist heute in Nordamerika recht selten, weil die meisten Kinder früh dagegen geimpft werden. Auch bereits Erkrankten kann eine Impfung mit Antikörpern helfen, wenn sie rechtzeitig erfolgt; sie lindert die Schwere der Symptome. Wenn die Masern sich allerdings festgesetzt haben, nehmen sie ihren Lauf.

Der Maserneerreger ist ein Virus mit Lipidhülle, das heißt, sein Genmaterial befindet sich unter einer Schutzschicht aus Fetten und anderen Verbindungen. Kokosöl kann solche Viren nachweislich sehr effektiv vernichten.[103] Die wirksame Substanz ist das Monolaurin, das der Körper aus Laurinsäure herstellt, der vorherrschenden Fettsäure im Kokosöl. Monolaurin löst die Lipide in der schützenden Membran des Virus auf und unterbricht die Signale, die es ihm ermöglichen, sich an die Wirtszelle zu binden.[104] Wenn dem Virus das nicht gelingt, kann es sein Genmaterial nicht in die Wirtszelle injizieren und sich daher nicht replizieren. Wer Kontakt mit Erkrankten hat, muss zur Vorbeugung täglich zwei Teelöffel (Kinder) bis drei Esslöffel (Erwachsene) natives Kokosöl zu sich nehmen. Das sollte helfen, die Viren zu vernichten und Symptome zu verhindern oder zu mildern.

## Pfeiffersches Drüsenfieber

Pfeiffersches Drüsenfieber, auch als *Mononukleose* bekannt, ist eine ansteckende Virusinfektion, die meist vom Epstein-Barr-Virus (EBV), welches zur Familie der *Herpesviridae* gehört, verursacht wird. Sie kommt sehr häufig vor und trifft vor allem Teenager und junge Erwachsene. Ein Kontakt mit Speichel, Nasen- oder Rachenschleim oder Tränen kann das Virus von Infizierten auf Gesunde übertragen. Vermeiden Sie es also, Infizierte zu küssen oder mit ihnen Zahnbürsten, Geschirr oder Essen zu teilen. Mögliche Symptome sind starke Müdigkeit, Fieber, Halsentzündung, Kopfschmerzen, geschwollene Lymphknoten, Hautausschlag und Milzschwellung.

Ruhe, Wassertrinken und gesunde Ernährung werden empfohlen, um den Körper beim Kampf gegen die Infektion zu unterstützen. Sie klingt meist von selbst ab und ist nicht sehr ernst, aber Milz- und Leberkomplikationen können schwer sein.

Das Epstein-Barr-Virus vermehrt sich vier bis sechs Wochen lang unauffällig im Körper, ehe Symptome auftreten; danach dauert die Krankheit weitere Wochen oder Monate. Eine Verringerung der Virenlast im Körper verkürzt die Krankheitsdauer und lindert die Symptome. Das ist eine sehr willkommene Nachricht für Infizierte. Mittelkettige Fettsäuren, die in Kokosöl reichlich vorhanden sind, hindern das Virus daran, sich zu vermehren, indem sie die Zellmembran der Wirtszelle zerstören, sodass sie das Virus nicht mehr an andere Zellen weitergeben kann.[105] Das begrenzt die Infektion, weil nur Viren übrig bleiben, die sich nicht replizieren können und die das Immunsystem beseitigen kann. So erlischt die Infektion. Drei Esslöffel Kokosöl am Tag liefern die mittelkettigen Fettsäuren, die notwendig sind, um die Symptome der Mononukleose zu lindern und die Ausbreitung des Virus zu verhindern.

## Gingivitis

Die Gingiva ist der Teil des Zahnfleisches, der die Zahnhälse umschließt. Wenn sie sich entzündet, sprechen wir von Gingivitis. Das betroffene Zahnfleisch blutet leicht, schwillt an und sieht rot statt rosa aus. Es zieht sich allmählich zurück und der Zahnverfall setzt ein. Die Ursache der Gingivitis ist verhärteter Zahnbelag (Plaque), Zahnstein genannt, der sich unter und über dem Zahnfleischrand bildet. Zahnstein enthält viele Bakterien, die die Entzündung auslösen. Der Zahnbelag bildet sich ständig auf den Zähnen, aber man kann ihn mit der Zahnbürste und mit Zahnseide leicht entfernen. Wenn er sich verhärtet und zu Zahnstein wird, ist es viel schwieriger, ihn zu beseitigen. Diese Krankheit kommt häufig vor und die Symptome sind oft so mild, dass die meisten Menschen nichts von ihr wissen. Eine professionelle Zahnreinigung ist notwendig, gefolgt von einer guten Mundhygiene zu Hause.

Sie können einer Gingivitis mit Ölziehen vorbeugen. Nehmen Sie einen Esslöffel Kokosöl in den Mund und lassen Sie es schmelzen. Ziehen Sie es dann etwa 15 Minuten lang behutsam durch die Zähne, über die Zunge und am Zahnfleisch entlang. Die mittelkettigen Fettsäuren im Öl wirken antibakteriell und können die Bakterien im Mund zerstören, die an der Plaque und an der Gingivitis schuld sind. Sie brechen die Zellmembranen der Bakterien auf, sodass die Erreger absterben. Im Rahmen einer Studie nahmen Teenager das Ölziehen in ihre tägliche Mundhygiene auf. Nach sieben Tagen waren die Plaque und die Gingivitis deutlich reduziert und der Zustand der Zähne besserte sich bis zum Ende der 30-tägigen Studie weiter.[106] Wenden Sie diese Methode jeden Tag an, wenn Sie an Gingivitis leiden, und bis zu dreimal in der Woche, wenn Sie gesundes Zahnfleisch behalten wollen.

# 3
# Förderung des Wohlbefindens

## Aphthen

Aphthen sind kleine, flache Geschwüre, die sich auf der Zunge oder in einer Lippe oder Wange bilden. Sie sind rund oder oval und haben eine rote Grenze oder ein weißes Zentrum. Betroffene können eine einzige Aphthe oder viele haben. Manchmal fallen das Essen und das Sprechen schwer, weil Aphthen sehr schmerzhaft sind. Die genaue Ursache der Aphthen ist unbekannt, doch bei Menschen, die immer wieder erkranken, werden einige beitragende Faktoren beobachtet: Stress, hormonelle Veränderungen, Nahrungsmittelallergien, saures Essen, Reizungen durch Zahnspangen, Bisse in die Wange und Nährstoffmängel. Die meisten kleinen Aphthen heilen innerhalb einiger Wochen von selbst ab, bei größeren kann die Heilung bis zu sechs Wochen dauern und es können Narben zurückbleiben.

Ein beliebtes Hausmittel gegen Aphthen ist Kokosöl. Die Polyphenole im nativen Kokosöl wirken entzündungshemmend und reduzieren die Expression von Entzündungsgenen im geschwollenen Gewebe.[107] Laurinsäure und Caprinsäure lindern Schwellungen ebenfalls, da sie spezifische Proteinkomplexe und Enzyme hemmen, die Entzündungen auslösen.[108] Das lindert die Schmerzen und senkt das Risiko, auf die Wunde zu beißen oder eine Zahnspange an ihr zu reiben. Natives Kokosöl lindert nachweislich Schmerzen[109] und macht Bewegungen des Mundes angenehmer oder wenigstens erträglich. Die mittelkettigen Fettsäuren im Kokosöl fördern die Nährstoffresorption.[110, 111] Das trägt dazu bei, künftigen Ausbrüchen von Aphthen vorzubeugen, falls ein Nährstoffmangel die Ursache ist. Tragen Sie eine dicke Schicht festes Kokosöl auf die Aphthen auf und versuchen Sie, eine Minute lang Speichel von der Stelle fernzuhalten. Danach schwenken Sie das geschmolzene Öl ein paarmal im Mund hin und her und um den Mund herum und schlucken es. So kann das Öl die Schmerzen und die Entzündung an Ort und Stelle lindern und die Aphthe innerhalb weniger Tage beseitigen.

## Lippenbläschen

Lippenbläschen sind Infektionen mit dem Virus *Herpes simplex* auf der Haut rund um den Mund. Die Bläschen platzen nach einiger Zeit und sondern eine klare Flüssigkeit ab. Dann bildet sich eine Kruste. Lippenbläschen treten meist in Gruppen auf und sind rot, geschwollen und entzündet. Sie können mit Fieber und geschwollenen Rachenmandeln einhergehen. Manche Lippenbläschen halten sich nur ein paar Tage, andere verschwinden erst nach Wochen. Das Herpesvirus ist ansteckend und die Infektion kann sich ausbreiten, wenn Sie die Bläschen berühren oder Geschirr, Zahnbürsten oder Rasierapparate mit Erkrankten teilen. Das Virus gelangt durch Schürf- und Schnittwunden in die Haut. Wenn sich also ein Ausschlag bildet, sollten Sie niemanden küssen und Ihr Weinglas nicht mit anderen teilen. Ist das Virus erst einmal im Körper, bleibt es dort. Es ist nicht immer klar, warum es zu einem Ausbruch kommt, doch Stress und ein geschwächtes Immunsystem gelten als Auslöser. Antivirale Cremes, Salben und Tabletten können die Symptome lindern; aber der Ausschlag legt sich dann höchstens einen oder zwei Tage früher als ohne Behandlung.

Wenn das Herpesvirus aktiv wird, verursacht es nicht nur Schmerzen und unansehnliche Bläschen; manchen Menschen ist der Ausschlag auch peinlich. Das anfängliche Kribbeln und der folgende Ausschlag veranlasst sie, ein Medikament zu benutzen oder die Bläschen zu verbergen, bis sie abgeheilt sind. Laurinsäure und Caprinsäure im Kokosöl töten das Virus zuverlässig ab, indem sie seine Hülle aufreißen, sodass der Inhalt herausfließt.[112] Laurinsäure hemmt zudem die Reproduktion des Virus und verhindert dadurch, dass die Infektion sich ausbreitet.[113] Tragen Sie mehrere Male am Tag Kokosöl auf die infizierte Stelle auf. Versuchen Sie, schon beim ersten Anzeichen für einen Ausbruch tätig zu werden, um ihn noch aufzuhalten.

## Trockene Augen

Augen, die brennen, stechen oder sich zerkratzt anfühlen, gelten als trockene Augen. Das kommt sehr häufig vor und die Ursache ist ein Mangel an Tränenflüssigkeit. Tränen benetzen die Augenoberfläche und schützen das Auge vor Fremdkörpern und Infektionen. Sie bestehen aus Wasser, Fettsäuren und Schleim. Manchmal ist die Talgdrüse am Rand des Augenlides blockiert und die Tränen enthalten zu wenig oder gar keine Fettsäuren. Die Folge ist Trockenheit. Auch Wind und Rauch können die Augen austrocknen. In leichten Fällen sorgen rezeptfreie Tropfen oft für Abhilfe. Ist die Störung chronisch oder ernster, helfen spezielle Kontaktlinsen, die Öffnung der Talgdrüsen oder Medikamente, die Entzündungen lindern und den Tränenfluss anregen.

Es mag unangenehm sein, etwas ins Auge zu träufeln, was nicht einer sorgfältig verpackten und sterilisierten Flasche aus der Apotheke entnommen wurde. Damit behandeln die meisten Menschen ihre trockenen Augen. Wer experimentierfreudiger ist, sollte Kokosöl probieren. Natives Kokosöl wurde bei Kaninchen auf seine Unbedenklichkeit als Augenbenetzer getestet. Die Tropfen wurden 14 Tage lang dreimal täglich verabreicht. Nach 30 Minuten, 60 Minuten und zwei Wochen wurden Daten gesammelt. Kokosöl verringerte die Trockenheit der Augen und war völlig unschädlich.[114] Die Fettsäuren im Kokosöl machen es zu einem natürlichen Tränenersatz und die entzündungshemmende Wirkung der Laurinsäure und der Polyphenolsäuren lindern die Rötung und den Juckreiz.

Alles, was man ins Auge bringt, sollte steril sein. Das gilt auch für Kokosöl. Verwenden Sie für die Augen ein besonderes Glas mit Kokosöl und waschen Sie sich vor dem Öffnen des Glases gründlich die Hände. Geben Sie einen Teelöffel Öl in eine Schale und stellen Sie diese in eine Schüssel mit warmem Wasser. Wenn das Öl geschmolzen ist, sammeln Sie mit einer kleinen Pipette ein wenig Öl ein und träufeln in jedes Auge einen oder zwei Tropfen. Achten Sie darauf, dass das Öl sich auf eine augenfreundliche Temperatur abgekühlt hat. Wenden Sie dieses Verfahren zweimal täglich an. Anfangs ist das Sehvermögen getrübt, aber das legt sich schnell. Es kann sein, dass die Augen ihre Tränenproduktion wieder steigern, sodass Sie bald weniger Öl benötigen.

## Bindehautentzündung

Bindehautentzündung oder Konjunktivitis ist eine Infektion des klaren Gewebes oberhalb des weißen Augenteils und der Augenlidschleimhaut. Wenn die Blutgefäße im weißen Teil des Auges sich entzünden, sind sie besser sichtbar und das Ergebnis ist ein rötlich oder rosa aussehendes Auge. Manchmal brennt, juckt oder tränt das Auge und das Sehen ist getrübt. Oft sondert das Auge einen gelben Ausfluss ab, der über den Wimpern verkrustet und die Lider nach dem Schlaf daran hindert, sich zu öffnen. Die Infektion kann ein Auge oder beide Augen erfassen. Häufige Ursachen sind Bakterien, Viren, Allergene oder Reizstoffe. Die bakterielle und virale Entzündung ist ansteckend; deshalb ist es wichtig, die Augen nicht anzufassen, um die Ausbreitung der Infektion zu verhindern. Bei bakteriellen Entzündungen werden Antibiotika verordnet, aber Virusinfektionen nehmen ihren Lauf. Beide Formen heilen meist innerhalb einer Woche ab. Eine Bindehautentzündung, die auf Allergene oder Reizstoffe zurückzuführen ist, kann heilen, sobald die Infektionsquelle identifiziert und beseitigt wurde.

Kokosöl ist ein Hausmittel bei Bindehautentzündung. Achten Sie darauf, nicht verarbeitetes und reines Öl zu verwenden, das keine unerwünschten Chemikalien enthält.

Kokosöl wirkt antibakteriell und antiviral und hilft, die Infektionsquelle zu beseitigen, indem es die Membranen dieser Mikroben zerstört, sodass sie absterben. Laurinsäure und Caprinsäure sind ebenfalls Entzündungshemmer,[115] die Schwellungen der Blutgefäße, die Rötung sowie das Jucken und Brennen der Augen lindern. Schon kurz nach der Anwendung sollte es den Augen besser gehen. Vielleicht haben Sie Bedenken, etwas in die Augen zu träufeln oder um sie herum einzureiben; aber natives Kokosöl ist nachweislich ebenso unbedenklich wie Salinensalz oder kommerzielle Augentropfen.[116] Lassen Sie das Öl schmelzen und tragen Sie eine ordentliche Menge auf einen Wattebausch auf. Sobald das Öl eine angenehme Temperatur hat, wischen Sie mit dem Wattebausch um die Augen herum über die Haut und drücken dabei behutsam auf die Watte, damit ein wenig Öl das Augenweiß erreicht. Werfen Sie den Wattebausch schon nach einer Anwendung weg, um einer Neuinfektion vorzubeugen.

## Gehörgangentzündung

Wasser, das nach dem Schwimmen im Ohr verbleibt, kann eine Infektion im äußeren Gehörgang hervorrufen. Die warme, feuchte Umgebung ist ein perfekter Nährboden für Bakterien, die häufig im Wasser zu finden sind. Sie können leicht in den Gehörgang eindringen und sich dort vermehren. Die Infektion führt zu Juckreiz und Rötung oder gar zu starken Schmerzen im Ohr und in seiner Umgebung, Eiterung, Fieber und teilweiser oder vollständiger Blockade des Gehörgangs. Um die Infektion zu beenden, verordnen Ärzte in den meisten Fällen Antibiotika und Ohrentropfen, die

Antibiotika und Steroide enthalten. Rezeptfreie Schmerzmittel wie Ibuprofen werden ebenfalls empfohlen.

Kokosöl zerstört die Bakterien, die die Infektion verursachen, und lindert die Symptome der Krankheit. Es enthält die entzündungshemmenden Verbindungen Laurinsäure und Caprinsäure. Diese hemmen spezifische Proteinkomplexe, die Entzündungen auslösen,[117] und lindern dadurch die Schwellungen und die Rötung. Das Gewebe wird vom Druck auf die Nerven entlastet und schmerzt weniger. Die antibakteriellen Verbindungen im Kokosöl vernichten die Quelle der Infektion, sodass das Ohr gesunden kann. Die mittelkettigen Fettsäuren im Öl zerstören die Membranen der Bakterien und töten sie ab. Legen Sie sich mit dem erkrankten Ohr nach oben auf die Seite. Füllen Sie den Gehörgang mit geschmolzenem Kokosöl, etwa einem Viertel Teelöffel, und bleiben Sie 20 Minuten lang in dieser Stellung. Drehen Sie dann den Kopf seitwärts, damit das Öl herausfließt. Wiederholen Sie diese Prozedur, bis die Infektion erloschen ist. Wenn das Trommelfell perforiert ist oder wenn Sie ein Kind mit einer Paukendrainage behandeln, dürfen Sie diese Methode nicht anwenden.

## Grippe und Erkältungen

Schnupfen und saisonale Grippe sind Erkrankungen der Atemwege, die von verschiedenen Viren verursacht werden. Sie sind sehr ansteckend. Man kann sich schon infizieren, wenn man einen Türgriff, ein Treppengeländer oder einen Wasserhahn im Badezimmer anfasst. Wenn sich Viren auf den Händen befinden und man berührt sich am Mund oder an der Nase, nistest sich das Virus dort in der Schleimhaut ein. Wer sich in der Nähe eines Infizierten befindet, der hustet oder niest, steckt sich auf jeden Fall an. Es gibt viele Virenarten, die Schnupfen und Grippe verursachen, und wenn der Körper ein bestimmtes Virus nicht vor Kurzem bekämpft hat, besitzt er nicht die richtigen Antikörper, um dieses Virus abzuwehren. Das Immunsystem startet einen Angriff auf das neue Virus und die gefürchteten Symptome stellen sich ein. Halsentzündung, laufende oder verstopfte Nase, Niesen und Husten sind die Kennzeichen der Erkältung. Wenn diese Symptome mit Fieber, starker Müdigkeit und Muskelschmerzen einhergehen, handelt es sich eher um eine Grippe. Es gibt keinen Mangel an rezeptfreien Mitteln gegen Schnupfen und Grippe und sie sind für jedes denkbare Symptom erhältlich. Spazieren Sie im Supermarkt einmal durch die Gänge mit Drogeriewaren. Dort finden Sie Antihistamine, Nasensprays, Hustenstiller und Lutschtabletten für den Rachen.

Ein preiswertes und wirksames Hausmittel gegen diese Symptome ist Kokosöl. Es enthält mittelkettige Fettsäuren, die ebenso wie ihre Derivate bekannte antivirale Wirkstoffe sind.[118] Die Wirkung wird vor allem dem Monolaurin zugeschrieben, das der Körper aus Laurinsäure herstellt. Diese Verbindung vernichtet Viren mit Hüllen sehr zuverlässig, zum Beispiel das Grippevirus, das Pneumovirus,[119] das Parainfluenzavirus und Coronaviren. Leider besitzt ein anderes weitverbreitetes Virus keine Hülle, nämlich das Schnupfenvirus. Es spricht daher nicht sehr stark auf Monolaurin an, das die Lipide in der Virushülle angreift, sodass die äußere Membran zerbricht.[120] Es gibt auch Hinweise darauf, dass diese Fettsäure die Kommunikation der Viren mit ihren

Wirtszellen stört[121] und sie auf diese Weise daran hindert, in Zellen einzudringen und sich dort zu replizieren. Deshalb setzen sich Schnupfen und Grippe selbst Grenzen. Wenn Sie jeden Tag einen Teelöffel Kokosöl zu sich nehmen, beugen Sie einer Infektion vor oder Sie werden sie schneller los.

## Halsentzündung

Schmerzen, Schleimhautreizung und Juckreiz sind die Symptome einer Halsentzündung, die sich beim Schlucken verschlimmern. Die Drüsen im Hals können geschwollen sein, die Stimme klingt rau und auf den Mandeln können sogar kleine weiße Flecken auftauchen. Die Hauptursachen sind Viren und Bakterien, aber Rauch, trockene Luft und Allergien können ebenfalls eine Halsentzündung hervorrufen. Wenn die Schleimhäute gereizt oder entzündet sind, fließt Blut in die betroffene Region und bringt Zellen mit, die Keime bekämpfen. Die Blutgefäße in den Geweben schwellen an, üben Druck auf die Nervenenden aus und verursachen Schmerzen. Eine Virusinfektion dauert meist fünf bis sieben Tage und wird mit rezeptfreien Schmerzmitteln behandelt. Bei bakteriellen Infektionen werden Antibiotika verordnet.

Kokosöl eignet sich dafür, die Symptome und die Ursache der Halsentzündung zu behandeln. Es hemmt spezifische Proteinkomplexe und Enzyme, die Entzündungen auslösen,[122] und lindert Schwellungen und Schmerzen.[123] Das Schlucken ist dann viel weniger schmerzhaft. Äußerlich angewandt, ist Kokosöl ebenfalls ein sehr wirksames Mittel gegen Bakterien und Viren. Wenn Sie Kokosöl einnehmen, verkürzt es die Dauer der Infektion, weil es die Membranen der Erreger zerstört und die Zellen abtötet. Bei schweren Infektionen sind Antibiotika notwendig, aber Kokosöl ist auch dann eine gute Ergänzung, die das Immunsystem unterstützt. Lassen Sie einen Esslöffel natives Kokosöl im Mund schmelzen und gurgeln Sie mehrere Male am Tag.

## Sinusitis

Die Hohlräume in den Nasenknochen sind die Nebenhöhlen. Wenn sie anschwellen und sich entzünden, entsteht eine Nasennebenhöhlenentzündung oder Sinusitis. Das Gewebe bildet dann einen dicken gelben oder grünen Schleim, der in die Nase oder in den Rachen fließt. Das Atmen durch die Nase wird schwer und Betroffene leiden an Schmerzen, Druck oder empfindlicher Haut im Bereich der Augen oder der Nase. Wenn sie sich bücken, verschlimmern sich die Symptome. Manchmal strahlen die Schmerzen bis zu den Ohren, Kiefern und Zähnen aus. Eine akute Sinusitis beginnt als Erkältung und heilt innerhalb von zehn Tagen meist von selbst. Eine chronische Sinusitis dauert mindestens zwölf Wochen und kann von Allergien, Infektionen der Atemwege, Krankheiten und Nasenproblemen verursacht werden. Manchmal werden Corticosteroide oder Antibiotika verordnet, um die Entzündung zu lindern und Bakterien abzutöten.

Laurinsäure und Caprinsäure, zwei Bestandteile des Kokosöls, reduzieren Schwellungen zum Teil dadurch, dass sie spezifische Proteinkomplexe und Enzyme hemmen.[124] Dann kann das Gewebe in den Atemwegen schrumpfen, der Schleim verschwindet und der Luftstrom in den Nebenhöhlen nimmt stark zu. Die mittelkettigen Fettsäuren und Polyphenole sind antibakterielle Verbindungen, die die Ausbreitung einer Infektion auf andere verhindern können. Geben Sie in der Anfangsphase einer Erkältung einen Esslöffel Kokosöl in eine Suppe oder in den Morgenkaffee. Tun Sie das mehrere Male am Tag, um Schleim abzubauen, die Entzündung zu lindern und die Atemwege zu befreien. Manchen Leuten hilft es, wenn sie Kokosöl auf beiden Seiten der Nase in die Haut reiben, andere träufeln das Öl lieber direkt in die Nebenhöhlen. Um das zu bewerkstelligen, gießen Sie einen Esslöffel flüssiges Kokosöl in ein Nasenspülkännchen mit salzhaltigem Wasser und lassen es durch die Nebenhöhlen fließen. Oder träufeln Sie ein paar Milliliter geschmolzenes Öl mit einer Pipette in die Nasenwege. Achten Sie darauf, dass das Öl nicht zu heiß ist.

## Streptokokken-Angina

Die Streptokokken-Angina ist eine häufige bakterielle Infektion des Rachens und der Mandeln. Die Symptome – entzündeter roter Hals mit weißen Flecken oder winzige rote Flecken hinten am Gaumen – treten plötzlich auf. Die Infektion geht oft mit Fieber, empfindlichen Lymphknoten und Kopfschmerzen einher. Die Bakterie, die für diese ansteckende Infektion verantwortlich ist, heißt *Streptococcus pyogenes* oder Streptokokkus der Gruppe A. Dieser Erreger wird übertragen, wenn ein Gesunder kontaminierte Tröpfchen einatmet, die ein Infizierter ausgehustet oder ausgeniest hat. Mit gemeinsam verzehrten Speisen und Getränken kann man sich ebenfalls infizieren. Es genügt sogar, wenn Sie kontaminierte Gegenstände berühren und dabei Bakterien aufnehmen und anschließend mit den Händen den Mund, die Nase oder die Augen anfassen. Nach der Infektion dauert es zwei bis fünf Tage, bis Symptome auftreten. Solange sie vorhanden sind, ist die Krankheit ansteckend. Antibiotika werden verordnet, um ihre Dauer zu verkürzen, das Risiko einer Ausbreitung in andere Körperteile zu senken und die Übertragung auf andere Menschen zu verhindern.

Laurinsäure macht etwa die Hälfte des Kokosöls aus. Sie hat eine antibakterielle Wirkung und wird nach dem Verzehr teilweise in Monolaurin umgewandelt, das biologisch noch aktiver ist. Es inaktiviert Streptokokken der Gruppe A, die Streptokokken-Angina verursachen, und löst die Fette in der Hülle der Bakterien auf, sodass die Membran zerfällt.[125] Monolaurin stört zudem die Kommunikation zwischen den Bakterien und ihren Wirtszellen und hindert sie daran, in die Zellen einzudringen, um sich zu vermehren.[126] Außerdem hemmt diese Fettsäure Entzündungen und lindert daher Schwellungen und Schmerzen. Gurgeln Sie mehrere Male am Tag mit einer Lösung aus einer halben Tasse warmem Wasser, einer Prise Salz und einem Esslöffel geschmolzenem Kokosöl. Das sollte Ihnen Linderung verschaffen.

## Zahnverfall

Der Mund enthält viele Bakterien. Einige sind nützlich, andere schädlich. Die schädlichen bilden eine klebrige, farblose Substanz, Plaque genannt, die an den Zähnen und am Zahnfleischrand haftet. Plaque liebt Zucker und Stärke und deshalb liefert fast jede Mahlzeit der Plaque genügend Nahrung zum Wachsen. Da die Bakterien in der Plaque vom Zucker leben, bilden sie Säuren. Diese entmineralisieren die Zahnoberfläche, indem sie dem Zahnschmelz Kalzium und Phosphat entziehen. Der Speichel versucht, die Säuren zu neutralisieren und dem Zahnschmelz die fehlenden Mineralien zu verschaffen, damit er sich remineralisieren kann. Wenn der Zahnschmelz jedoch mehr Mineralien verliert, als er ersetzen kann, beginnt der Zahn zu verfallen und es bilden sich Löcher. Die einzige Behandlung besteht darin, die zerstörte Substanz mit dem Bohrer zu entfernen und das Loch dann mit Kompositharz, Porzellan oder Amalgam zu füllen.

Wenn Karies einmal begonnen hat, ist sie nicht mehr reversibel. Das Beste ist, den Zahnverfall zu verhindern, bevor er beginnt. Gute Mundhygiene ist äußerst wichtig. Dazu gehören Zahnseide und zweimal täglich Zähneputzen mit der Bürste. Hilfreich ist es auch, den Zuckerkonsum einzuschränken, um die Säurebildung durch Bakterien zu hemmen und den Zahnschmelz zu schützen. Zusätzlich kann man die Vermehrung der Bakterien im Mund mit Kokosöl hemmen. Laurinsäure kann die Plaquebildung reduzieren und verhindern, dass Hydroxylapatit eine wichtige stabilisierende Substanz in den Zähnen, sich auflöst.[127] Kokosöl eignet sich auch als antibakterielle Mundspülung, die *Streptococcus mutans* reduziert, die Bakterie, die am häufigsten für Karies verantwortlich ist.[128] Schwenken Sie morgens nach dem Zähneputzen mit der Zunge mehrere Minuten lang Kokosöl im Mund hin und her und spucken Sie es dann aus. Das sollte helfen, die kariesfördernden Bakterien zu dezimieren und die Zähne vor den Schäden durch Säure zu schützen.

## Fußpilz

Wenn Sie in Umkleideräumen und öffentlichen Schwimmbädern Pantoletten tragen, können Sie die Füße vor Pilzen schützen. Der Fußpilz kommt häufig vor und ist sehr ansteckend. Er wird übertragen, wenn wir Schuhe miteinander teilen, auf infizierten Oberflächen gehen oder die Haut eines infizierten Fußes berühren. Sobald der Pilz sich festgesetzt hat, wächst er auf oder knapp unter der Haut. Am besten gedeiht er an feuchten, warmen Stellen. Es ist wichtig, die Füße gut abzutrocknen, besonders zwischen den Zehen, damit der Pilz nicht wachsen kann. Da er auch in Schuhen wächst, müssen Sie diese ebenfalls gut desinfizieren.

Es gibt drei Arten der Infektion. Bei der Zehenzwischenraum-Mykose wird die Haut schuppig und trocken; sie juckt und bekommt Risse. Typisch für die Mokassin-Mykose sind wunde Stellen am Fuß, gefolgt von einer verdickten Haut an der Ferse oder entlang der Fußsohle. Leichte Infektionen kann man mit Lotionen behandeln, schwerere mit Antipilzmitteln in Form von Salben oder Tabletten.

Kokosöl enthält antimykotische Fettsäuren, die die Symptome des Fußpilzes lindern, indem sie den Pilz vernichten. Der gleiche Pilz, der für die Ringelflechte verantwortlich ist, verursacht auch den Fußpilz. Im Rahmen einer Studie inaktivierten oder vernichteten Laurinsäure, die häufigste Fettsäure im Kokosöl, und Monolaurin, das der Körper aus Laurinsäure herstellt, mehrere Arten von Ringelflechten.[129] Diese Verbindungen sind auch gegen den Fußpilz wirksam. Kokosöl enthält außerdem Polyphenolverbindungen, die effektive Antipilzmittel sind. Polyphenolextrakte aus anderen Pflanzen wurden an zwei Ringelpilzarten getestet und hemmten das Wachstum beider Pilze.[130] Tragen Sie reichlich Kokosöl auf die infizierte Haut auf und decken Sie die Stelle mit einem dünnen Plastikbeutel zu. Ziehen Sie eine Socke über den Beutel und tragen Sie diesen Verband täglich 30 Minuten lang. Nachts träufeln Sie ein paar Tropfen Lavendelöl ins Kokosöl, damit es noch besser wirkt und für einen angenehmen Duft in der Nacht sorgt.

## Nagelpilz

Pilzinfektionen kommen sehr häufig vor und jeder Teil des Körpers kann betroffen sein. Wenn Pilze die Finger- oder Zehennägel angreifen, bilden sich nach und nach weiße oder gelbe Flecken, die dann verschmelzen und sich ausbreiten. Die Nägel werden dicker und brüchig oder sie verfärben sich und die Kanten zerbröseln. Diese Symptome stellen sich allmählich ein und können dazu führen, dass der Nagel sich vom Nagelbett löst und abfällt.

Pilzinfektionen können ein Zeichen für *Candida*-Überwucherung sein. *Candida albicans* ist ein weitverbreiteter Pilz und kann bei Menschen mit einem schwachen oder unterdrückten Immunsystem zu wuchern beginnen. Die guten Darmbakterien können mit *Candida* nicht konkurrieren und daher kann es zu einer systemischen Invasion kommen, die manchmal als Pilzinfektion der Nägel sichtbar wird. Rezeptfreie Medikamente wirken nicht immer und die Wahrscheinlichkeit eines Rückfalls ist hoch. Tabletten gegen Pilze ermöglichen das Wachstum eines pilzfreien neuen Nagels. Das ist ein langsamer Prozess mit einigen Nebenwirkungen, unter anderem Hautausschlag und Leberkrankheiten. Nagellack und Cremes werden ebenfalls verwendet, doch es kann ein Jahr dauern, um den Pilz loszuwerden. Der Nagel kann auch chirurgisch entfernt werden, aber er wächst langsam nach.

Kokosöl ist ein Antipilzmittel, mit dem man Nagelpilze behandeln kann. Vier Fettsäuren im Kokosöl – Capronsäure, Caprylsäure, Caprinsäure und Laurinsäure – wurden in einem Labor getestet und alle vier hemmten das Wachstum von *Candida albicans*.[131] In einer anderen Laborstudie tötete Caprinsäure drei Stämme von *Candida albicans* am schnellsten und wirksamsten ab. Laurinsäure war bei niedrigen Konzentrationen am aktivsten, aber sie brauchte länger.[132] Natives Kokosöl war bei mehreren *Candida*-Arten wirksamer als Fluconazol, ein oft verordnetes Antipilzmittel.[133] Da einige *Candida*-Arten allmählich resistent gegen Medikamente werden, können natürliche Alternativen wie Kokosöl ihren Platz einnehmen. Waschen Sie die Hand oder den Fuß und trocknen Sie die Haut gründlich ab, bevor Sie eine kleine Menge Öl auftragen und einwirken lassen. Wiederholen Sie diese Behandlung mehrere Male täglich, bis der Nagel ausfällt und von einem gesunden, pilzfreien Nagel ersetzt wird.

## Ekzeme

Ein Ekzem ist eine Hautkrankheit, die Juckreiz und Entzündungen auslöst. Es geht oft mit Asthma oder Heuschnupfen einher und kommt bei Kleinkindern häufig vor (bis zu 20 Prozent sind davon betroffen), aber es heilt meist vor dem zehnten Geburtstag ab. Auch etwa drei Prozent der älteren Kinder und der Erwachsenen leiden immer wieder daran, bisweilen ein Leben lang. Während eines Ausbruchs juckt die Haut und ist verdickt, trocken und schuppig. Sie kann rot oder braun sein und mitunter ist die Pigmentierung gestört. Es gibt viele mögliche Ursachen für Ausbrüche, unter anderem Kratzen, heiße Duschen, Stress, die Kleidung und Allergene. Fast alle Betroffenen haben Bakterien der Spezies *Staphylococcus aureus* auf der Haut, die sich rasch vermehren, wenn sie ins Gewebe eindringen. Dann verschlimmern sich die Symptome. Cremes und Tabletten helfen, den Juckreiz und die Entzündung zu lindern, Antibiotika können die Heilung einer Infektion beschleunigen.

Das Hauptziel der Behandlung besteht darin, den Juckreiz zu lindern, da Kratzen zu einer Entzündung führen kann. Kokosöl, zweimal am Tag angewandt, ist dafür geeignet. Die Polyphenole im nativen Kokosöl wirken entzündungshemmend, weil sie die Expression der Entzündungsgene im betroffenen Gewebe reduzieren.[134] Laurinsäure und Caprinsäure lindern Schwellungen ebenfalls, indem sie spezifische Proteinkomplexe und Enzyme hemmen, die Entzündungen auslösen.[135] Dann geht die Schwellung zurück und drückt nicht mehr auf die Nerven, die Juckreiz hervorrufen. Wenn *Staphylococcus aureus* sich trotzdem festsetzt, kann die Laurinsäure im Kokosöl die bakterielle Zelle vernichten.[136] Dann sollte die Infektion heilen. Obwohl Laurinsäure hochwirksam ist, schadet sie den normalen Hautzellen nicht,[137] sondern befeuchtet und beruhigt die Haut. Tragen Sie mehrere Male am Tag eine dünne Schicht Kokosöl auf die Haut auf und wiederholen Sie die Behandlung bei Bedarf, um den Juckreiz zu lindern und die Entzündung zu beseitigen.

## Schuppenflechte

Schuppenflechte oder Psoriasis ist eine Hautkrankheit, die ausbricht, wenn Hautzellen zehnmal schneller wachsen als normal. Dieser Zellüberschuss verursacht erhabene rote Beläge mit silbrigen Schuppen auf der Hautoberfläche. Die Flecken können jucken und schmerzen und die Haut kann austrocknen, Risse bekommen und bluten. Auch die Nägel können vernarben und sich verfärben. Bis zu 30 Prozent der Betroffenen leiden zugleich an Psoriasis-Arthritis und deshalb an Schwellungen und Schmerzen in den Gelenken. Diese chronische Krankheit verläuft typischerweise in Schüben, das bedeutet, dass die meisten Betroffenen eine Periode des Aufflackerns und eine der Remission durchleben. Auslöser der Krankheit sind Stress, bestimmte Medikamente, Infektionen, Hautverletzungen, Rauchen und kaltes Wetter. Diese Faktoren lösen eine fehlerhafte Immunreaktion aus. Ein Teil der weißen Blutkörperchen greift dann gesunde Hautzellen an und löst dadurch weitere Immunreaktionen aus, also erneut Zellwucherungen, Rötung, Entzündungen und andere Symptome. Eine Heilung gibt es nicht, aber die Schuppenflechte lässt sich mit Salben, Lichttherapie, Tabletten und Injektionen lindern.

Bis zum heutigen Tag können die Patienten bestenfalls hoffen, dass die Krankheit so lange wie möglich im Schlummerzustand bleibt und dass die Symptome während der Ausbrüche sich behandeln lassen. Kokosöl kurbelt das Immunsystem an, weil es ihm Substanzen zur Verfügung stellt, die im Körper wichtige Aufgaben übernehmen. Ansonsten müsste das Immunsystem diese Arbeit bewältigen. Das lindert seine Belastung. Kokosöl besitzt Polyphenole, die eine antioxidative Wirkung haben und Schäden durch freie Radikale verhindern. Wenn eine Psoriasis-Arthritis vorliegt, können die Polyphenole die freien Radikale und die reaktiven Sauerstoffspezies daran hindern, Gelenke anzugreifen.[138] Als Mediziner im Rahmen einer Studie arthritische Ratten mit Polyphenolen aus Kokosöl behandelten, gingen die Schwellungen nach drei Wochen deutlich zurück.[139]

Kokosöl wirkt zudem gegen Pilze, Viren und Bakterien[140, 141] und kann Eindringlinge vernichten. Auch *Candida* ist einer der Auslöser der Schuppenflechte. Der Pilz verschlimmert und verlängert die Erkrankung. Die Menge der *Candida*-Pilze ist bei Patienten mit Schuppenflechte deutlich größer als bei gesunden Erwachsenen.[142] Kokosöl vernichtet *Candida* sehr zuverlässig.[143] Am wirksamsten sind Caprinsäure und Laurinsäure; sie lindern Schwellungen und Schmerzen.

Um die Haut zu befeuchten und Juckreiz und Schwellungen zu reduzieren, tragen Sie mehrere Male am Tag Kokosöl auf die Haut auf. Nehmen Sie während eines aktiven Ausbruchs bis zu drei Esslöffel Kokosöl täglich in geteilten Dosen zu sich, um das Immunsystem zu unterstützen und eindringende Auslöser der Krankheit zu vernichten.

## Trockene Haut

Jeder Mensch leidet irgendwann an trockener Haut. Wenn die Haut allerdings extrem trocken ist, fühlt sie sich angespannt und kribbelig an und sieht schuppig und rissig aus. Das kommt vor allem in den Wintermonaten oder bei geringer Luftfeuchtigkeit vor. Die Hautzellen verlieren dann Wasser und Talg. Beides muss man ersetzen, damit die Haut wieder glatt und gesund aussieht. Die regelmäßige Anwendung einer Feuchtigkeitscreme auf Ölbasis ist empfehlenswert.

Kokosöl wird seit Jahrhunderten als Feuchtigkeitsspender benutzt, doch erst vor Kurzem wurde genau untersucht, ob es wirksam und unbedenklich ist. Die Anwendung von Kokosöl als natürlicher therapeutischer Feuchtigkeitsspender ist ein preiswertes und leicht verfügbares Mittel gegen trockene Haut. Zum Glück stellte sich Kokosöl als ebenso unbedenklich und wirksam wie Mineralöl heraus, als man es bei Patienten mit leichter bis moderater Hauttrockenheit einsetzte. Nach zwei Wochen verbesserte es die Hautfeuchtigkeit deutlich und steigerte den Fettgehalt der Hautoberfläche.[144] Während Mineralöl auf der Oberfläche der Haut bleibt, kann Kokosöl tiefer eindringen und auch die unteren Hautschichten befeuchten. Obendrein beseitigt es Krankheitserreger, die durch trockene, rissige Haut eindringen können. Es ist ungefährlich, wirksam und schützt die Haut.

## Verbrennungen

Eine Verbrennung verletzt die Haut und bisweilen auch das Unterhautgewebe. Mögliche Ursachen sind Sonnenlicht, Hitze, Chemikalien, elektrischer Strom und Strahlung. Es gibt drei Arten von Verbrennungen. Verbrennungen ersten Grades schädigen die oberste Hautschicht und verursachen in kleinem Umfang Entzündungen, Rötung und Schmerzen. Verbrennungen zweiten Grades schädigen die oberste Hautschicht und die Schicht darunter. Typische Symptome sind Bläschen, Rötung und Schmerzen. Am schwersten sind Verbrennungen dritten Grades. Sie schädigen auch die unterste Hautschicht. Die Wunde sieht lederig und weiß aus. Kleine Verbrennungen werden gesäubert und mit antibiotischer Salbe bestrichen. Bei Bedarf nimmt man ein Schmerzmittel ein. Schwerere Brandwunden sollte ein Arzt behandeln.

Kokosöl kann bei geringfügigen Verbrennungen sowohl die antibiotische Salbe als auch das Schmerzmittel ersetzen. Es ist ein leicht verfügbares und preiswertes Heilmittel, das man zu Hause anwenden kann. Es enthält Laurinsäure und Caprinsäure, die Entzündungen lindern, indem sie bestimmte auslösende Proteinkomplexe und Enzyme hemmen.[145] Wenn die Schwellung zurückgeht, sinkt der Druck auf die Nerven und sie senden keine Schmerzsignale mehr ans Gehirn. Das Brennen klingt ab. Kokosöl ist zudem ein antibakterielles Mittel, das jede Mikrobe angreift, die durch die verletzte Haut in den Körper eindringt. Es senkt das Infektionsrisiko und hilft dem Immunsystem, die Brandwunde zu heilen. Eine Studie verglich die Heilungsrate von verbranntem Gewebe bei Ratten, die unterschiedlich behandelt worden waren: die erste Gruppe mit Kokosöl, die zweite mit einem häufig eingesetzten Medikament, das verabreicht wird, um die Infektion eines verbrannten Gewebes zu verhindern, und die dritte mit einer Kombination beider Mittel. In der Kombinationsgruppe besserte sich die Wundheilung erheblich und sowohl in der ersten als auch in der dritten Gruppe erfolgte die Heilung schneller als in der Kontrollgruppe.[146] Tragen Sie auf Verbrennungen ersten und zweiten

Grades reichlich Kokosöl auf und bedecken Sie die Wunde mit einem Tuch. Wiederholen Sie diese Behandlung am besten mehrere Male am Tag.

## Warzen

Warzen sind kleine Hautwucherungen, deren Ursache das *humane Papillomvirus* (HPV) ist. Sie sind meist fleischfarben und enthalten kleine schwarze Tupfen, bei denen es sich um verklumpte Blutgefäße handelt. Die Hände und Finger sind am häufigsten betroffen, was nicht überrascht, weil das Virus ansteckend ist. Wenn Warzen an den Fußsohlen auftreten, nennt man sie Dornwarzen. Die meisten Warzen verschwinden von selbst, aber das kann ein bis zwei Jahre dauern. Viele Leute finden sie peinlich und wollen sie mit Salicylsäure, Kälte oder Laserstrahlen loswerden. Das kann nicht nur schmerzhaft sein, sondern auch zu Bläschenbildung und Narben führen.

Sie können Kokosöl verwenden, um gewöhnliche Warzen und Dornwarzen zu entfernen. Die mittelkettigen Fettsäuren im Öl durchdringen die Haut und vernichten das HPV nach mehrwöchiger Anwendung. Wenn die Warze klein und weich ist, massieren Sie warmes Kokosöl mehrere Male am Tag direkt in die betroffene Stelle ein. Ist sie groß und härter, feilen Sie die Haut auf der Warze ab, um an die zarten Schichten darunter zu gelangen. Reiben Sie das warme Öl in die Hautpartie ein oder tauchen Sie einen Wattebausch in warmes Öl und pressen Sie ihn auf die Warze. Fixieren Sie dann den Bausch mit einer Bandage. Nach einigen Wochen schrumpft die Warze und das Gewebe heilt.[147]

## Wundheilung

Hautverletzungen kommen bei jedem Menschen sehr häufig vor. Wir schlitzen uns die Fingerkuppe auf, wenn wir Möhren schneiden, oder wir rutschen auf einem Kiesweg aus und schürfen uns ein Knie auf. Schnitt- und Schürfwunden verletzen das Hautgewebe und verursachen oft eine Blutung. Wenn die Wunde tief ist oder stark blutet oder wenn ein Gegenstand in ihr steckt, brauchen Sie ärztliche Hilfe. Kleine Wunden können Sie zu Hause versorgen. Waschen Sie sich die Hände mit Wasser und Seife. Danach können Sie eine antiseptische Salbe anwenden.

Hier kommt Kokosöl gerade recht. Eine Studie über die Wirkungen von nativem Kokosöl auf die Wundheilung bei Ratten stellte fest, dass Kokosöl Wunden viel schneller verschloss, als es in der Kontrollgruppe der Fall war, die kein Kokosöl erhalten hatte. Über der Wunde bildete sich schneller Hautgewebe, die Kollagen-Kreuzvernetzung beschleunigte sich und es bildeten sich mehr neue Blutgefäße.[148] Kokosöl ist zudem ein antibakterielles Mittel, das Bakterien angreift und abtötet, wenn sie in eine offene Wunde gelangen. Dadurch sinkt das Infektionsrisiko und das Immunsystem kann die Haut besser heilen. Manchmal kommt es in einer Schnittwunde und in ihrer Umgebung zu Schmerzen und Schwellungen. Kokosöl kann diese Symptome lindern, weil es spezifische Proteinkomplexe und Enzyme hemmt, die Entzündungen hervorrufen.[149] Sie können das Öl direkt auf die Haut auftragen und jeden Tag essen, um den Körper bei der Wundheilung zu unterstützen.

## Kopfläuse

Immer wieder bringen Kinder aus der Schule eine Warnung mit nach Hause, in der auf einen Kopfläuseausbruch in der Schule hingewiesen wird. Diese winzigen Insekten, die die Kopfhaut von Menschen befallen, versetzen Eltern in Panik und in Verlegenheit, obwohl Kopfläuse kein Zeichen von schlechter Hygiene sind. Sie können vom Kopf herunterfallen und auf Teppichen, Bettzeug, Handtüchern und Plüschtieren landen, wo sie dann ihre Eier legen und ein bis zwei Tage weiterleben. Die Läuse ernähren sich von Blut und werden durch direkten Kontakt leicht von einem Menschen zum anderen übertragen. Betroffene können seit mehreren Wochen infiziert sein, bevor der Juckreiz beginnt. Das Jucken ist eine allergische Reaktion auf den Speichel der Läuse. Die Läuse und ihre Nissen (Eier) sind schwer zu sehen. Am besten entdeckt man sie bei genauer Prüfung in der Umgebung der Ohren und im Halsausschnitt. Um die ausgewachsenen Läuse abzutöten, verwendet man rezeptfreie oder rezeptpflichtige Medikamente. Es ist jedoch schwierig, die Eier loszuwerden, weil sie sich mit einer klebrigen Substanz, die schwer abzuwaschen ist, an die Haarschäfte heften. Wenn die Insekten ausschlüpfen, ist eine zweite Behandlung mit einem medizinischen Shampoo zu empfehlen.

Kopfläuse sind bei Schulkindern auf der ganzen Welt weitverbreitet. Um sie abzutöten, verwendet man ein Insektizid oder eine Mischung von mehreren Insektiziden. Da die Läuse allmählich gegen einige dieser üblichen Mittel resistent werden, steigt der Bedarf an natürlichen Alternativen. Eine Studie mit israelischen Schulkindern mit aktiver Kopflausinfektion kam zu dem Ergebnis, dass ein Spray, das Kokosöl, Anisöl und Ylang-Ylang-Öl enthielt, in 92,3 Prozent aller Fälle erfolgreich war. Ein Insektizid löste das Problem in 92,2 Prozent aller Fälle.[150] Eine andere Studie belegt, dass ein Spray mit Kokosöl und Anisöl fast doppelt so wirksam ist wie Permethrin, das am häufigsten verwendete Medikament gegen Kopfläuse.[151] Dieser erhebliche Unterschied in der Wirksamkeit ist wahrscheinlich auf die zunehmende Resistenz der Insekten gegen Permethrin zurückzuführen. Wie man sieht, brauchen wir neue und natürliche Methoden, wenn es zu Kopflausausbrüchen kommt. Um Läuse zu entfernen, sollten Sie das Haar zunächst mit Apfelessig spülen und trocknen lassen. Der Essig lockert den Klebstoff, der die Eier an den Haarschäften festhält. Mischen Sie dann eine Viertel Tasse geschmolzenes Kokosöl mit zwölf Tropfen Anisöl und massieren Sie die Mischung in die Kopfhaut ein. Bedecken Sie das Haar über Nacht mit einer Duschhaube. Am nächsten Morgen durchkämmen Sie das Haar, um tote Eier und Läuse zu entfernen, und waschen im Anschluss Ihr Haar wie gewohnt mit einem Shampoo.

## Mückenschutzmittel

Stechmücken sind zähe Plagegeister, die seit Millionen von Jahren existieren. Im Freien wird man sie besonders schwer los. Die Weibchen stechen Menschen, um das Blut für die Entwicklung ihrer befruchteten Eier zu verwenden. Dabei injizieren sie Speichel in die Haut, was eine Immunreaktion auslösen kann. Die Folge sind bei manchen Menschen winzige rote Flecke, bei anderen juckende, geschwollene rote Quaddeln.

Stechmücken riechen ihre Opfer aus einer Entfernung von 50 Metern und werden von Kohlendioxid, Bewegungen, Chemikalien im Schweiß und Wärme angelockt. Ein Mückenstich mag uns harmlos vorkommen, aber diese lästigen Insekten können Krankheitserreger wie das West-Nil-Virus, das Zika-Virus, den Malaria-Parasiten und das Gelbfieber-Virus verbreiten. Um nicht gestochen zu werden, verwenden viele Leute chemische Mückensprays oder Lotionen auf der Haut. Manche tragen chemische Mückenstreifen aus Papier am Körper oder hängen sie im Freien auf, um der Haut nicht mit Chemikalien zu schaden.

Viele Leute lehnen chemische Insektenschutzmittel ab und wenden sich natürlichen Produkten als Alternative zu. Eine Studie testete verschiedene Kräuteröle als Mückenschutz und verwendete Kokosöl oder Senföl als Basis. Das kommerzielle chemische Mückenschutzmittel Dimethylphthalat wurde für die Kontrollgruppe verwendet. Timuröl (aus einer nepalesischen Pflanze), mit Kokosöl oder Senföl vermischt, schützte in einer Studie mehr als sechseinhalb Stunden lang vor Stechmücken und war wirksamer als das chemische Mittel.[152] Man könnte zwar behaupten, nicht das Trägeröl, sondern das Kraut habe die schützende Wirkung gehabt, aber das Trägeröl ist notwendig, um das natürliche Schutzmittel gefahrlos auf die Haut zu bringen. Versuchen Sie im nächsten Sommer Kokosöl als Basis und mischen Sie es mit Timuröl, Kurkumaöl, Niemöl oder einem anderen Öl, um Insekten abzuwehren.

# Hormonspiegel

Hormone sind chemische Botenstoffe, die mit dem Blut durch den Körper reisen und die meisten wichtigen Körperfunktionen steuern, von der Stimmung und dem Hunger bis zur Fortpflanzung und dem Wachstum. Sie werden von den endokrinen Drüsen gebildet: Schilddrüse, Nebenschilddrüsen, Thymus, Bauchspeicheldrüse, Hypophyse, Hypothalamus, Nebennieren, Ovarien und Hoden. Jede Drüse produziert einzigartige Hormone mit spezifischen Aufgaben und wir brauchen alle für optimale körperliche, mentale und emotionale Gesundheit.

Gesättigte Fette sind notwendige Bausteine für Hormone. Sie werden zwar mit Herzkrankheiten in Verbindung gebracht, aber das gilt nicht für das Kokosöl. Obwohl es zu mehr als 90 Prozent aus gesättigtem Fett besteht, hat sich gezeigt, dass es den HDL-Spiegel (das gute Cholesterin) erhöht, ohne den LDL-Spiegel (das schlechte Cholesterin) zu beeinflussen.[153] Deshalb schützt es das Herz-Kreislauf-System. Ein hoher HDL-Spiegel stabilisiert zudem den Östrogenspiegel. Das ist besonders wichtig für Frauen, die sich den Wechseljahren nähern und deren Östrogenspiegel sinkt, was körperliche und seelische Veränderungen auslöst. Der Körper braucht genügend gesättigte Fettsäuren, um Hormone zu bilden, und Kokosöl liefert sie – ohne die schädlichen Wirkungen, die andere gesättigte Fette nachweislich haben.

# Immunsystem

Das Immunsystem ist die Verteidigung des Körpers gegen Bakterien, Viren, Pilze, Parasiten, Toxine und Allergene, die in ihn eindringen und viele Schäden anrichten können. Kleinkinder sind anfälliger als Erwachsene, weil ihr Immunsystem noch unterentwickelt ist. Ein Netzwerk aus Zellen, Geweben und Organen überall im Körper arbeitet rund um die Uhr und kommuniziert miteinander. Wenn es eine Bedrohung wahrnimmt, formiert sich die Abwehr. Weil das Immunsystem so beschäftigt ist, kann zusätzliche Unterstützung von außen verhindern, dass es überlastet wird. Wenn das geschieht, können wir krank werden.

Hier greift das Kokosöl ein. Es ist wirksam gegen Bakterien, Viren und Pilze,[154] und es attackiert alle diese Eindringlinge, sodass das Immunsystem sich nicht bemühen muss. Die mittelkettigen Fettsäuren im Kokosöl und deren Derivate, die der Körper bildet, zerstören die Zellmembranen der Erreger, verhindern die Replikation und töten die Zellen schließlich ab. Wenn Sie in die Haut eines frühgeborenen Babys in den ersten 28 Tagen seines Lebens Kokosöl einmassieren, sinkt die Gefahr einer Infektion, das Gewicht nimmt schneller zu und die Haut wird gesünder.[155] Diese Schutzwirkung macht das Kokosöl zu einem vielversprechenden, völlig unbedenklichen und effektiven Mittel, um empfindliche Neugeborene vor Infektionen zu schützen.

Phenolsäuren, zum Beispiel die im Kokosöl, sind ähnlich bioaktiv wie Fettsäuren. Sie durchdringen die Zellmembranen der Erreger, unterbrechen ihren Stoffwechsel und töten sie ab. Obendrein sind sie Antioxidantien, die freie Radikale entschärfen können. Diese instabilen Moleküle rauben den Molekülen des Körpers Elektronen und schädigen dadurch Zellen und Gewebe. Da die geschädigten Moleküle selbst zu freien Radikalen werden, entsteht eine Kettenreaktion, die Zellen zerstört. Die Phenolsäuren im Kokosöl stabilisieren die freien Radikalen, indem sie ihnen eines ihrer Elektronen spenden. So verhindern sie weitere Schäden und das Immunsystem muss keine Folgeschäden reparieren. Natives Kokosöl enthält mehr Antioxidantien als raffiniertes Öl,[156] und es steigert die Aktivität der antioxidativen Enzyme in den Geweben besser als andere Öle, beispielsweise Sonnenblumenöl und Olivenöl.[157]

Obendrein hilft Kokosöl der Leber, die ein integraler Bestandteil des Immunsystems ist. Es senkt den Nüchternblutzuckerspiegel bei diabetischen Ratten,[158] was ansonsten der Leber überlassen bleibt. Wenn der Blutzuckerspiegel zu hoch ist, was bei Diabetikern häufig vorkommt, hat die Leber die Aufgabe, den überschüssigen Zucker einzusammeln und zu speichern oder als Fett zu lagern. Diese zusätzliche Arbeit belastet die Leber und hindert sie daran, optimal zu arbeiten. Darunter leidet dann das gesamte Immunsystem. Wenn es Wunden langsam heilt oder im Laufe des Winters mehrere Erkältungen zulässt, braucht es ein wenig Hilfe. Nehmen Sie dreimal täglich einen Esslöffel Kokosöl zu sich, um das Immunsystem anzukurbeln.

## Muskelwachstum

Wenn Babys zu Kindern und dann zu Erwachsenen heranwachsen, dann wächst das Skelettmuskelgewebe mit, um mit den Anforderungen des sich entwickelnden Körpers Schritt zu halten. Viele Erwachsene wollen aber mehr Muskeln aufbauen, als der Körper für seine Grundbedürfnisse benötigt. Einige Motive dafür sind die Fettverbrennung durch Muskelmasse und sportliche Aktivitäten. Die Skelettmuskeln gehören zu den anpassungsfähigsten Geweben des Körpers. Sie wachsen, wenn die Proteinsynthese schneller erfolgt als der Abbau des Muskelproteins.

Eines der am Muskelaufbau beteiligten Hormone ist das Insulin. Kokosöl regt die Bauchspeicheldrüse an, Insulin zu produzieren,[159] das mit dem Blut in verschiedene Gewebe befördert wird, auch ins Muskelgewebe. Die Zellen des Muskelgewebes sind mit Insulinrezeptoren ausgestattet, und wenn Insulin sich an sie bindet, können sie Glukose aus dem Blut holen und als Energiequelle nutzen. Neben der Glukose gelangen auch Aminosäuren und Kreatin in die Muskelzellen. Insulin regt die Zellen an, aus den eintreffenden Aminosäuren Proteine zu bilden, die dann für das Wachstum und die Reparatur von Muskelgewebe verwendet werden. Zudem steigert das Insulin die Durchblutung der Muskeln, sodass sie mehr Nährstoffe erhalten, was die Fähigkeit der Zellen, Muskeln aufzubauen, weiter verbessert. Wenn Sie vor dem Training am Morgen Kokosöl in einen Smoothie geben (siehe das Rezept »Kokosnuss-Himbeer-Smoothie« auf Seite 126, helfen Sie dem Körper, die Muskelzellen mit den richtigen Nährstoffen zu versorgen, damit sie sich erholen und wachsen können.

# Depression

Eine Depression ist eine Gemütsstörung, die tiefe Traurigkeit und Lethargie hervorruft. Sie beeinflusst das Denken, Fühlen und Verhalten und kann nicht nur seelische, sondern auch körperliche Probleme hervorrufen. Zu einer klinischen Depression kann es einmal oder viele Male im Leben eines Menschen kommen. Dieses Gefühl der Trauer und des Kummers kann zu Schlaflosigkeit, Appetitverlust, Konzentrationsschwäche, starker Müdigkeit, Suizidgedanken und körperlichen Symptomen wie Rückenschmerzen und Kopfschmerzen führen. Veränderungen des Hormonspiegels können Depressionen auslösen. Eine wichtige Rolle spielen offenbar auch die Chemikalien im Gehirn und ihre stabilisierende Wirkung auf die Stimmung. Psychologische Beratung und Antidepressiva werden häufig verordnet. Antidepressiva können jedoch zahlreiche Nebenwirkungen haben, unter anderem Übelkeit, Schlaflosigkeit, Sehstörungen, Gewichtszunahme, starke Müdigkeit und sexuelle Störungen.

Mittelkettige Fettsäuren, die den größten Teil des Kokosöls ausmachen, haben nachweislich eine stimmungsaufhellende Wirkung. Als man Mäuse, die depressionsähnliche Symptome aufwiesen, mit solchen Fettsäuren fütterte, änderte sich ihr Verhalten und ihre Symptome besserten sich. Die Fettsäuren veränderten den Blutspiegel bestimmter Enzyme, die mit Depressionen und Stress zusammenhängen.[160] Außerdem bekämpfen sie die starke Müdigkeit, die mit der Depression einhergeht. Sie sind eine schnelle, aber nachhaltige Energiequelle und geben dem Körper Kraft. Mehr Energie bedeutet auch bessere Konzentration. Die Zellen können

Ketone, die aus den Fettsäuren des Kokosöls gewonnen werden, als Energiequelle nutzen, um die geistigen Fähigkeiten zu verbessern. Dieses Öl ist völlig ungefährlich, es macht nicht abhängig und eignet sich als Alternative zu den oft missbrauchten Antidepressiva.

## Energiemangel

Jeder Mensch leidet mitunter an Energiemangel und sehnt sich dann nach einem kurzen Nickerchen auf dem Sofa. Stattdessen greifen viele nach koffeinhaltigen Getränken, um sich einen Energieschub zu verpassen und geistig wacher zu werden. Eine Kombination von Faktoren führt zu Energiemangel, vor allem Schlafstörungen, falsche Ernährung, Stress und Depressionen. Ein guter erster Schritt der Behandlung besteht deshalb darin, die Ursache der fehlenden Energie aufzuspüren, damit der Körper bekommt, was er braucht, um einwandfrei zu arbeiten und genügend Energie für die Bewältigung des Tages zu produzieren. Gehen Sie früher zu Bett, essen Sie weniger gesättigte Fette und Zucker, bauen Sie Stress ab oder sprechen Sie mit einem Therapeuten. Und essen Sie jeden Tag ein wenig Kokosöl, um mehr Schwung in Ihr Leben zu bringen.

Kokosöl kurbelt den Stoffwechsel an, weil es eine leicht verdauliche Energiequelle ist. Die mittelkettigen Fettsäuren, die Hauptbestandteile des Öls, werden direkt ins Blut absorbiert und in die Leber transportiert; dann stehen sie den Zellen schnell als Energiequelle zur Verfügung. Kokosöl trägt auch dazu bei, die schlechten Darmbakterien in Schach zu halten, sodass die guten Bakterien weiter Vitamine bilden und Nährstoffen helfen können, durch die Darmwand zu dringen. Beides ist für zahlreiche Vorgänge im Körper notwendig. Aber auch das Gehirn profitiert vom Kokosöl. Wenn die Glukosevorräte nach zu intensivem Sport oder wegen einer zu strengen Diät gering sind, kann die Leber mittelkettige Fettsäuren in Ketone umwandeln. Diese Verbindungen gelangen in den Blutstrom und ins Gehirn, wo sie als alternative Energiequelle genutzt werden können. Die vielen Stoffwechselvorgänge im Gehirn können dann ohne Unterbrechung weiterlaufen.

Wenn eine Depression zu starker Müdigkeit führt, kann Kokosöl ebenfalls helfen. Die Fettsäuren wirken wie Antidepressiva, weil sie die Menge bestimmter Enzyme verringern, die an Depressionen und Stress beteiligt sind.[161] Kokosöl ist zudem völlig unbedenklich und macht nicht abhängig, im Gegensatz zu einigen Antidepressiva, die häufig verordnet werden. Deshalb lohnt es sich, Kokosöl anzuwenden, um den Körper und den Geist mit frischer Energie zu versorgen.

## Gehirnfunktion

Das Gehirn ist das Befehlszentrum des Körpers, das Signale von den Sinnesorganen empfängt und entscheidet, wie der Körper sich bewegen muss und was er zu tun hat. Es steuert alles, was wir tun, die bewusste Kommunikation – Muskelbewegungen, Reaktionen auf Schmerzen, das Denken und Schlussfolgern – ebenso wie automatische Funktionen der Organe und innere Vorgänge wie Atmung, Herzfrequenz, Blutdruck und Verdauung. Alle diese Aufgaben beanspruchen den Stoffwechsel enorm. Deshalb weist das Gehirn den Körper an, ihm 20 Prozent des sauerstoffreichen Blutes zu schicken, damit es genügend Sauerstoff und Nährstoffe als Energiequellen erhält. Bei Energiemangel ist die Gehirnfunktion gestört. Dann arbeitet der Körper nicht mehr optimal und das Gehirn kann die zahllosen Botschaften, die es von seinen Milliarden Nervenzellen empfängt, nicht mehr richtig verarbeiten.

Während einer Diät, bei geringer Kohlenhydratzufuhr oder beim Extremsport kann es zu einem Blutzuckermangel kommen. Dann benötigt das Gehirn eine andere Energiequelle, nämlich Ketone. Wenn die Glukosevorräte erschöpft sind, wandelt die Leber die mittelkettigen Fettsäuren des Kokosöls in Ketone um, die das Blut dann ins Gehirn befördert. Zum Glück können sie die Blut-Hirn-Schranke überwinden, was nicht allen Substanzen gelingt. Die Gehirnzellen nutzen die Ketone als Energiequelle für alle ihre Funktionen. Kokosöl kann die Verfügbarkeit der Ketone bei Glukosemangel verbessern. Studien bestätigen, dass die Zufuhr von Ketonen die Ketonmenge im Blut vergrößert[162] und dadurch die Gehirnleistung steigert.[163, 164]

## Fibromyalgie

Typisch für diese Krankheit sind Muskelschmerzen und empfindliche Muskeln überall im Körper. Man vermutet, dass das Gehirn eines Betroffenen Schmerzsignale anders verarbeitet und dabei die Schmerzen verstärkt. Der Schlaf ist oft gestört, die Müdigkeit legt sich nie, das Gedächtnis ist schlecht und die Stimmung verändert sich.

Symptome können nach und nach auftreten oder von schwerem Stress, Infektionen, Operationen oder Traumen ausgelöst werden. Betroffene können Schmerzmittel oder Antidepressiva einnehmen, um besser zu schlafen. Aber sie haben wie alle Medikamente Nebenwirkungen: Übelkeit, Ausschläge, Magenverstimmung, Gewichtszunahme und sexuelle Störungen, um nur einige zu nennen. Dank ihrer geringen Molekülgröße werden mittelkettige Fettsäuren aus dem Darm absorbiert, ohne in kleinere Moleküle zerlegt zu werden. Sie werden der Leber geschickt und danach können die Zellen sie sofort als Energiequelle verwenden. Das kurbelt den Stoffwechsel an und lindert die Müdigkeit, die viele Patienten plagt. Die Schmerzen können zermürbend sein, aber Kokosöl hilft, sie zu lindern.[165] Dadurch verbessert sich die Lebensqualität der Patienten. Wer an Gedächtnis- oder Konzentrationsschwäche leidet, darf sich nach dem Genuss von Kokosöl mit Sicherheit über eine Besserung freuen. Die mittelkettigen Fettsäuren im Öl können in Ketone umgewandelt werden, die das Gehirn mit Energie versorgen. Dadurch verbessert sich die Gehirnleistung, wie man bei Alzheimerpatienten beobachtet hat.[166, 167] Mehr Energie und weniger Schmerzen genügen bisweilen schon, um die Stimmung zu bessern, aber Kokosöl hat obendrein eine antidepressive Wirkung. Im Rahmen einer Studie wurden Mäuse mit depressionsähnlichen Symptomen mit mittelkettigen Fettsäuren gefüttert, wie sie reichlich im Kokosöl enthalten sind, und die Fettsäuren verhinderten diese Symptome, indem sie die Enzyme reduzierten, die an Depressionen und Stress beteiligt sind.[168]

## Bauchfett

Der Typ Fett, der in der Bauchregion gespeichert wird, heißt viszerales Fett. Es unterscheidet sich von dem Fett unter der Haut. Viszerales Fett finden wir in den Organen und um sie herum; es ist für den typischen »Bierbauch« verantwortlich. Dieses Fett schadet der Gesundheit und vergrößert das Risiko für Herzkrankheiten, Diabetes und einige Krebsarten. Die Hauptursache für Bauchfett ist eine zu hohe Kalorienzufuhr, aber die Gene und die Umwelt sowie das Alter und hormonelle Veränderungen können ebenso dazu beitragen. Ein Maßstab für Bauchfett ist der Taillenumfang. Männer mit einen Taillenumfang von über 102 Zentimetern und Frauen mit einem Taillenumfang von über 89 Zentimetern gelten als fettleibig und müssen mit gesundheitlichen Komplikationen rechnen.

Kokosöl baut nachweislich Bauchfett ab. Frauen mit Bauchfett bekamen zwölf Wochen lang entweder Sojaöl oder Kokosöl. Ihre Ernährung wurde überwacht und enthielt weniger Kalorien als vor Beginn der Studie. Obendrein gingen die Teilnehmerinnen 50 Minuten täglich zu Fuß. Am Ende der Studie hatten alle einen niedrigeren Body-Mass-Index, doch nur die Frauen, die Kokosöl konsumiert hatten, konnten ihren Taillenumfang verringern. Als Dreingabe stieg der HDL-Spiegel (das gute Cholesterin) in der Kokosöl-Gruppe, während der LDL-Spiegel (das schlechte Cholesterin) unverändert blieb. In der Sojaöl-Gruppe wurden diese Erfolge nicht beobachtet.[169] Männer profitieren ebenfalls vom Kokosöl. Im Rahmen einer Studie mit fettleibigen Männern und Frauen, die natives Kokosöl aßen, nahm der Taillenumfang der Probanden ab, und zwar bei Männern deutlicher als bei Frauen.[170] Diese Wirkung ist wahrscheinlich auf die mittelkettigen Fettsäuren im Kokosöl zurückzuführen. Sie werden aus dem Dünndarm unmittelbar ins Blut aufgenommen und als Energiequelle verwendet. Die meisten anderen häufig verzehrten Fette bestehen aus langkettigen Fettsäuren und werden häufig in Fettzellen gespeichert.

## Gewichtsabnahme

Wenn sich im Körper zu viel Fett angesammelt hat, steigt das Risiko für Gesundheitsprobleme wie Diabetes, Herzkrankheiten und einige Krebsarten. Dann kann eine Gewichtsabnahme Krankheiten verhindern oder bessern, deren Ursache das Gewicht ist. Fett sammelt sich an, wenn wir mehr Kalorien zu uns nehmen, als wir verbrauchen. Der Körper speichert diese überschüssigen Kalorien als Fett. Bewegung und gesunde Ernährung mit angemessener Kalorienzufuhr tragen dazu bei, gespeichertes Fett zu verbrennen und erfolgreich abzunehmen.

Natives Kokosöl verringerte im Rahmen einer Studie den Taillenumfang fettleibiger Männer innerhalb von vier Wochen zuverlässig.[171] Dieses Ergebnis wurde unabhängig davon in einer anderen Studie von Frauen mit zu viel Bauchfett bestätigt.[172] Mittelkettige Fettsäuren fördern die Gewichtsabnahme, weil sie die Zahl der abgebauten und als Energiequelle genutzten Fettzellen vergrößern. Das wurde auch bei Rattenzellen beobachtet, die mit Caprylsäure vorbehandelt worden waren, einer der mittelkettigen Fettsäuren im Kokosöl.[173]

Während der Gewichtsabnahme berichten Menschen oft, sie hätten ein Plateau erreicht und seien unfähig, weiter abzunehmen, selbst wenn sie es mit Sport und einer Diät versuchten. Der Grund dafür ist, dass der Stoffwechsel sich verlangsamt, wenn wir abnehmen. Kokosöl regt den Stoffwechsel an, weil es eine leicht verdauliche Energiequelle ist. Die mittelkettigen Fettsäuren, der Hauptbestandteil des Öls, werden direkt ins Blut resorbiert und zur Leber befördert. Danach stehen sie den Zellen als Brennstoff zur Verfügung. Die mittelkettigen Fettsäuren im Kokosöl steigern die Thermogenese, also die Wärmeproduktion des Körpers. Je mehr Wärme der Körper erzeugt, desto mehr Kalorien verbrennt er. Das ist für einen Gewichtsabbau notwendig. Fünf bis zehn Gramm mittelkettige Fettsäuren vergrößern die Thermogenese beträchtlich, verglichen mit langkettigen Fettsäuren.[174]

Außerdem verbessert Kokosöl die Nährstoffaufnahme.[175, 176] Aminosäuren, Fette, Zucker, Stärke, Vitamine und Mineralien sind unentbehrlich für Stoffwechselvorgänge und ohne diese wichtigen Nährstoffe verlangsamt sich der Stoffwechsel. Wenn Sie Ihren Mahlzeiten Kokosöl beigeben, werden mehr Fettzellen abgebaut, Sie verbrennen mehr Kalorien und steigern den Stoffwechsel. Das alles hilft Ihnen abzunehmen.

## Hoher Cholesterinspiegel

Cholesterin ist eine wächserne, fettähnliche Substanz in den Zellen. Der Körper braucht es, um Vitamin D, Hormone und Gallensäuren, die die Verdauung fördern, herzustellen. Wir produzieren Cholesterin also selbst, nehmen es aber auch mit gesättigtem Fett und cholesterinhaltigen Nahrungsmitteln auf. Es kommt in zwei Formen vor: als (gutes) HDL- und als (schlechtes) LDL-Cholesterin. Von einem hohen Cholesterinspiegel sprechen wir, wenn das Blut zu viel Cholesterin – sowohl LDL als auch HDL – enthält. Wenn es allerdings zu viel LDL enthält, lagert sich dieses in den Arterien an und vergrößert das Risiko für Erkrankungen der Herzkranzgefäße. Im Inneren der Arterien bildet sich Plaque, die die Gefäße dann teilweise oder ganz blockiert und verhärtet. Ein Herzanfall oder ein Schlaganfall kann die Folge sein. Ärzte verordnen meist Statine, um den LDL-Cholesterinspiegel zu senken. Das kann allerdings zu Verdauungsstörungen und Muskelentzündungen führen.

Der Cholesterinspiegel spricht gut auf eine Ernährungsumstellung an. Essen Sie Nahrungsmittel, die wenig gesättigtes Fett enthalten, und schränken Sie den Verzehr von tierischen Produkten ein, die besonders viel Cholesterin enthalten. Kokosöl scheint jedoch eine Ausnahme zu sein, was gesättigte Fette anbelangt, da es mittelkettige Fettsäuren enthält, die direkt ins Blut aufgenommen und in die Leber befördert werden, die sie zur Energiegewinnung verteilt. Diese Fettsäuren erhöhen den LDL-Spiegel nicht, im Gegensatz zu den meisten anderen gesättigten Fetten. Eine Studie mit Frauen, die zu viel Bauchfett aufwiesen, zeigte, dass Kokosöl den HDL-Spiegel erhöht und den LDL-Spiegel kaum beeinflusst. Sojaöl senkt hingegen den HDL-Spiegel und erhöht den LDL-Spiegel, was höchst unerwünscht ist.[177] Diesen Anstieg des HDL-Spiegels bestätigte eine andere Studie, die die Wirkung von Kokosöl auf den Cholesterinspiegel untersuchte.[178] Reichlich HDL im Blut ist wichtig, weil es das LDL einfängt und zur Leber transportiert. Dadurch sinkt der LDL-Spiegel ebenso wie das Risiko für Herzkrankheiten.

Nehmen Sie zur Vorbeugung täglich einen Esslöffel Kokosöl ein. Versuchen Sie, mit dem Kokosöl ein anderes gesättigtes Fett zu ersetzen, zum Beispiel Butter, sodass die tägliche Kalorienzufuhr etwa gleich bleibt, während die Nährstoffe im Öl eine viel nützlichere Wirkung auf das Herz-Kreislauf-System haben.

## Langsamer Stoffwechsel

Chemische Reaktionen im Körper wandeln alles, was wir essen, in Nährstoffe um, damit wir gesund bleiben und alle unsere Zellen optimal arbeiten. Einige dieser Reaktionen zerlegen Verbindungen so, dass sie uns als Energiequellen zur Verfügung stehen. Andere stellen Verbindungen her, die die Zellen dann nutzen, um ihre Aufgaben zu erfüllen und Gewebe aufzubauen und zu reparieren. Bei manchen Menschen laufen diese Prozesse langsamer ab als bei anderen.

Ein langsamer Stoffwechsel kann viele Ursachen haben. Mit zunehmendem Alter nimmt die Muskelmasse ab und das Körperfett nimmt zu. Muskeln verbrennen mehr Energie als Fettpolster. Frauen besitzen im Allgemeinen einen größeren Körperfettanteil als Männer und deshalb ist ihr Stoffwechsel in der Regel langsamer. Wer Diät hält, schränkt seine Kalorienzufuhr mitunter zu stark ein, sodass der Stoffwechsel sich verlangsamt, um Energie zu sparen. Einige Krankheiten, zum Beispiel Schilddrüsenunterfunktion und Diabetes, sorgen ebenfalls für einen langsameren Stoffwechsel und bestimmte Medikamente sowie die Gene spielen ebenfalls eine Rolle.

Die mittelkettigen Fettsäuren im Kokosöl regen den Stoffwechsel an. Sie tragen dazu bei, Verbindungen aufzubauen, die für verschiedene Körperfunktionen notwendig sind. Ohne genügend Energie wären diese Prozesse langsam oder kämen zum Stillstand. Die Folge wäre ein träger Stoffwechsel, der die Gesundheit gefährden würde. Kokosöl unterscheidet sich von den meisten anderen Fetten, die wir konsumieren. Die mittelkettigen Fettsäuren, die 90 Prozent des Öls ausmachen, bestehen aus relativ kleinen Molekülen, die unmittelbar aus dem Darm resorbiert werden, ohne dass sie zerlegt werden müssen wie andere Fettsäuren mit größeren Molekülen. Sie werden direkt in die Leber transportiert, anstatt in Fettzellen gespeichert zu werden, und danach können sie sofort genutzt werden, um Energie für Stoffwechselprozesse zu liefern. Sie sind leicht verdaulich und daher eine schnell verfügbare Energiequelle. Deshalb werden sie Getränken für Sportler und Kleinkinder beigemischt. Damit Ihr Essen besser schmeckt und sättigt, sollten Sie die üblicherweise verwendeten Pflanzenöle, zum Beispiel Olivenöl, Rapsöl und Sonnenblumenöl, durch Kokosöl ersetzen.

## Candidiasis

Wenn der Hefepilz *Candida albicans* sich in der Mundschleimhaut übermäßig vermehrt, bildet sich ein weißer Schorf auf der Zunge und an der Innenseite der Wangen. Rötung und wunde Stellen sind die Folge. Das nennen wir Candidiasis. *Candida*-Pilze sind im Körper zwar normal, aber das Immunsystem hält sie in Schach. Manchmal, wenn Krankheiten oder Medikamente das Immunsystem geschwächt haben, beginnt *Candida* zu wuchern und verursacht eine Infektion, die bei Babys und alten Menschen am häufigsten vorkommt, aber auch bei Erwachsenen mit geschwächtem Immunsystem. Diese Krankheit ist in der Regel nicht schwer, doch wenn man sie nicht behandelt, breiten sich die Pilze in andere Körperteile aus, zum Beispiel in die Lungen, in die Leber oder in den Verdauungstrakt. Mit Antipilzmitteln bekommt man die meisten Fälle in den Griff.

Kokosöl vernichtet *Candida* sehr zuverlässig.[179] In einem Labor wurden vier Fettsäuren, die im Kokosöl enthalten sind – Laurinsäure, Caprinsäure, Capronsäure und Caprylsäure –, gegen *Candida albicans* getestet. Alle hemmten das Wachstum des Pilzes. Dann wurde untersucht, ob Caprinsäure das Wachstum von *Candida* im Mund von Nagetieren hemmt. Nach drei Anwendungen war die Menge der Hefepilze signifikant geringer.[180] Eine andere Studie wies nach, dass Caprinsäure und Laurinsäure die Hefepilze am wirksamsten bekämpfen. Beide Fettsäuren zerstörten die Plasmamembranen der Pilze und damit auch die Zellen.[181] Natives Kokosöl war gegen mehrere *Candida*-Spezies sogar wirksamer als Fluconazol, ein oft verordnetes Antipilzmittel.[182] Für ein Kind lassen Sie einen Teelöffel Kokosöl schmelzen, indem Sie es in eine kleine Schüssel geben, die in einer größeren, zweieinhalb Zentimeter hoch mit heißem (nicht kochendem) Wasser gefüllten Schüssel steht. Danach schwenkt das Kind das Öl fünf Minuten lang mit der Zunge im Mund hin und her und spuckt es dann aus. Wiederholen Sie diese Prozedur mehrere Male am Tag. Erwachsene verwenden einen halben bis einen Esslöffel Öl auf die gleiche Weise. Wenn ein Baby an Candidiasis erkrankt, säubern Sie einen Schnuller und verreiben Sie eine Schicht Kokosöl über dem Sauger. Dann lassen Sie das Baby daran saugen.

# Durchfall

Als Durchfall bezeichnet man einen dünnen, wässrigen Stuhl. Er kommt sehr häufig vor und dauert meist ein paar Tage. Wenn er länger anhält, kann eine Erkrankung daran schuld sein, zum Beispiel ein Reizdarm. Magenkrämpfe und Magenschmerzen, Blähungen, Fieber, Übelkeit und Erbrechen gehen oft mit Durchfall einher. Er stellt sich ein, wenn der Stuhl sich zu schnell durch den Dickdarm bewegt, sodass der Darm keine Zeit hat, ihm genügend Wasser zu entziehen. Die Hauptursachen sind Viren, Bakterien und Parasiten. Auch eine Nahrungsmittelunverträglichkeit und viele Medikamente können bei empfindlichen Menschen Durchfall hervorrufen. Wenn er länger als ein paar Tage dauert und wenn Bakterien oder Parasiten die Ursache sind, verordnen manche Ärzte Antibiotika.

Kokosöl zerstört Keime im Verdauungssystem, die Durchfall verursachen. Infektionen mit *Campylobacter*-Bakterien sind besonders häufig und können blutigen Durchfall verursachen. Eine Studie stellte fest, dass Monocaprin, ein Derivat des Kokosöls, *Campylobacter* sehr zuverlässig abtötet. Die gleiche Studie testete auch die Wirkung des Monocaprins auf Salmonellen und Kolibakterien, zwei andere verbreitete Erreger, die Durchfälle hervorrufen. Monocaprin reduzierte die Menge der lebensfähigen Bakterien beider Spezies.[183] Infektionen durch den Parasiten *Giardia* sind ebenfalls weltweit verbreitet. Laurinsäure aus Kokosöl hat sich als wirksam gegen *Giardia* bei Hamstern erwiesen: Sie beseitigte bis zu 82 Prozent der Parasiten.[184] Aber Kokosöl vernichtet nicht nur Durchfallerreger, sondern verkürzt auch die Dauer von Durchfällen. Eine Studie mit Kleinkindern, die an Durchfall litten, zeigte, dass eine Diät aus Kokosöl, Huhn und Kochbananen den Durchfall 20 Stunden früher beendete als eine Diät aus Kuhmilch.[185] Kokosöl ist eine wirksame und natürliche Alternative, wenn Sie einen Durchfall schneller und mit geringeren Nebenwirkungen heilen wollen. Beginnen Sie mit einem Teelöffel zweimal am Tag und steigern Sie die Dosis, wenn nötig, auf zwei Esslöffel zweimal täglich.

## Fettstuhl

Wenn der Stuhl zu viel Fett enthält, wird er Fettstuhl genannt. Er entsteht, wenn der Körper unfähig ist, Fett zu resorbieren. Die Folge ist ein heller, weicher, voluminöser und übel riechender Stuhl, der mitunter an den Seiten der Toilettenschüssel haftet. Oft gehen Bauchschmerzen und Bauchkrämpfe mit dieser Störung einher. Wenn zu viel Fett ausgeschieden wird, resorbiert der Darm meist eine zu kleine Menge und dem Körper fehlt Fett. Das ist besonders ungünstig für Menschen, denen es schwerfällt, ihr Gewicht zu halten, oder die mehr Kalorien fürs Wachstum brauchen. Die Ursache des Fettstuhls ist meist eine Krankheit oder eine Darmentzündung. Die Fettresorption ist auf Gallensaft angewiesen, den die Leber produziert und in der Gallenblase speichert. Sie hängt zudem von der Menge und Qualität der Verdauungsenzyme und von der Darmfunktion ab, die ihrerseits von Entzündungen und Darmoperationen beeinflusst wird.

Kokosöl besteht hauptsächlich aus mittelkettigen Fettsäuren, die direkt durch die Darmwand aufgenommen werden, ohne dass sie wie die meisten anderen Fette und Öle, die aus langkettigen Fettsäuren bestehen, zerlegt werden müssen. Bei einem Mangel an Verdauungsenzymen kann Kokosöl dieses Problem umgehen. Um Fette im Verdauungstrakt abzubauen, ist guter Gallensaft erforderlich. Wenn die Galle dick und klebrig ist, kann sie die Fette nicht emulgieren, sodass der Körper sie nicht resorbieren und verwerten kann. Kokosöl benötigt für seine Verdauung und Verwertung keine Galle. Es kann den Fettstuhl zwar nicht heilen, aber es wird auch dann resorbiert und verwertet, wenn die meisten anderen Fette nicht verdaut werden können. Deshalb kann man es bei Fettstuhl nutzen, um das Gewicht zu halten, Verdauungsstörungen und Bauchschmerzen zu lindern und die Nährstoffversorgung zu verbessern.[186]

## Gallensteine

Die Gallenblase enthält Gallenflüssigkeit, einen Verdauungssaft, der sich kristallisieren und verhärten kann. So bilden sich Gallensteine. Die meisten Steine bestehen aus Cholesterin, aber Bilirubin – aus abgestorbenen roten Blutkörperchen – und Kalziumsalze können ebenfalls Steine bilden. Gallensteine entwickeln sich, wenn die Galle zu viel Cholesterin oder Bilirubin enthält oder wenn die Gallenblase sich unvollständig entleert. Steine können klein wie Sandkörner oder groß wie eine Aprikose sein. Die meisten Menschen, die Gallensteine haben, wissen nichts davon, weil oft keine Symptome auftreten. Wenn ein Stein jedoch einen Gallengang blockiert, spüren Betroffene einen jähen, scharfen Schmerz oben rechts im Bauch oder in der Mitte, bisweilen auch zwischen den Schulterblättern oder in der rechten Schulter. Die Schmerzen können mehrere Minuten, aber auch einige Stunden andauern. Ärzte behandeln nur Gallensteine, die Beschwerden hervorrufen. Die empfohlene Therapie ist die Entfernung der ganzen Gallenblase, weil Gallensteine sich immer wieder bilden. Es gibt zwar auch Medikamente, die Gallensteine auflösen; aber das dauert häufig Jahre und klappt nicht immer.

Eine der Fettsäuren im Kokosöl wird im Körper in Monooctanoin umgewandelt. Als man diese Verbindung in die Gallengänge von Patienten mit Gallensteinen injizierte, wurden die Steile bei 50 bis 75 Prozent der Patienten vollständig aufgelöst.[187] Mit dieser Verbindung lassen sich bei vielen Patienten Gallensteine auf ungefährliche Weise entfernen, vor allem bei denjenigen, die sich die Gallenblase nicht operativ entfernen lassen können oder wollen. Die Prozedur muss von medizinischem Fachpersonal in einer ärztlichen Praxis oder in einer Klinik vorgenommen werden.

## Hämorrhoiden

Hämorrhoiden sind geschwollene Venen im Enddarm (Rektum) und im After. Die Wände der Venen dehnen sich so, dass sie sich ausbeulen. Hämorrhoiden im Enddarm können Blut an den Stuhl abgeben. Diese Region besitzt nur wenige Schmerzrezeptoren und die Hämorrhoiden schmerzen daher meist nicht. Äußere Hämorrhoiden befinden sich am After, wo mehr schmerzempfindliche Nerven vorhanden sind, die sich vor allem während der Darmentleerung melden. Sie entstehen, wenn sich im unteren Enddarm Druck aufbaut, der die Durchblutung stört und dazu führt, dass die Venen anschwellen. Pressen während des Stuhlgangs, eine Schwangerschaft und Fettleibigkeit können zu Hämorrhoiden führen. Diese kommen sehr häufig vor und verursachen Blutungen, Juckreiz, Schmerzen und Entzündungen. Cremes oder Zäpfchen, kalte Packungen und Schmerztabletten können die Symptome lindern.

Um Hämorrhoiden zum Schrumpfen zu bringen, muss zuerst die Entzündung gelindert werden. Kokosöl enthält die entzündungshemmenden Verbindungen Laurinsäure und Caprinsäure. Sie hemmen spezifische Proteinkomplexe und Enzyme, die Entzündungen auslösen.[188] Wenn die Schwellung zurückgeht, werden die Nerven in der Umgebung nicht mehr zusammengedrückt und die Schmerzen und der Juckreiz klingen ab. Natives Kokosöl enthält obendrein Polyphenole, die Entzündungen ebenfalls hemmen und zur Linderung der Symptome beitragen. Tränken Sie einen Wattebausch mit Kokosöl und wischen Sie über die betroffene Stelle. Tun Sie das mehrere Male am Tag und die Schwellung, die Schmerzen und der Juckreiz verschwinden nach wenigen Tagen. Die Darmentleerung fällt dann leichter.

## Leberschutz

Die Leber ist das größte innere Organ im Körper. Sie filtert Toxine aus dem Blut, damit sie keine Gewebe schädigen können. Wenn das Lebergewebe selbst geschädigt ist, kann es sich regenerieren und neues, gesundes Gewebe bilden. Ist der Schaden zu groß, wird die Leber krank und arbeitet nicht mehr so, wie sie sollte. Eine Leberkrankheit kann verschiedene Ursachen haben, unter anderem Hepatitis A, B und C, Leberzirrhose, nicht alkoholische Fettlebererkrankung und

Alkoholhepatitis. Symptome sind unter anderem Bauchschwellungen und Bauchschmerzen, kleinflächige Hautblutungen, starke Müdigkeit, Appetitlosigkeit und Gelbsucht.

Eine Studie mit Laborratten wies nach, dass eine Vorbehandlung mit nativem Kokosöl (zehn Milliliter je Kilogramm Körpergewicht) das Ausmaß des Leberschadens erheblich verringerte, den die Verabreichung des Schmerzmittels Paracetamol (drei Gramm je Kilogramm Körpergewicht) hervorgerufen hatte. Bei der Kontrollgruppe nahmen das Gewicht der Leber, die Entzündung und die Nekrose zu.[189] Kokosöl schützte die Ratten außerdem vor den toxischen Folgen von Cotrimoxazol, eines Breitbandantibiotikums.[190]

Die nicht alkoholische Fettlebererkrankung kommt heutzutage häufiger vor, weil es immer mehr Diabetiker gibt. Kokosöl schützt die Leber davor, indem es die Ursachen dieser Krankheit beseitigt. Es lindert den oxidativen Stress der Leber, weil es sie mit stabilen gesättigten Fettsäuren versorgt, nicht mit einfach und mehrfach gesättigten Fettsäuren, die leicht oxidieren. Es senkt den Blutzuckerspiegel und steigert die Insulinsekretion,[191] was der Leber hilft, den Blutzuckerspiegel zu regulieren und Entzündungen zu lindern.[192] Die antioxidative Wirkung der Polyphenole im Kokosöl schützt ebenfalls vor Leberschäden durch Alkohol. Kokosöl eignet sich somit als natürliches Mittel für die Vorbeugung gegen Leberkrankheiten und für deren Behandlung.

## Nährstoffresorption

Die Nahrung liefert die Nährstoffe, die der Körper für das Wachstum, die Instandhaltung und das Überleben braucht. Eine Kost, die reich an Vitaminen und Mineralien, komplexen Kohlenhydraten und gesunden Fetten ist, sollte alle wichtigen Nährstoffe für einen gesunden, gut gedeihenden Menschen liefern. Manchmal kann der Körper alle diese Nährstoffe jedoch nicht optimal nutzen, weil er sie nicht vollständig resorbieren und verarbeiten kann. Mikroben, Entzündungen und ein übermäßiges Wachstum schädlicher Darmbakterien sind einige Ursachen für Nährstoffmängel.

Kokosöl besteht hauptsächlich aus mittelkettigen Fettsäuren, die bestimmte Bakterien, Viren, Pilze und Parasiten vernichten, indem sie ihre Plasmamembranen auflösen, sodass der Zellinhalt hinausfließt. Das verhindert ihre Vermehrung und Reifung. Sobald die Quelle der Infektion beseitig ist, kann das Darmgewebe heilen und Nährstoffe normal resorbieren. Die mittelkettigen Fettsäuren lindern wahrscheinlich Entzündungen im Darm und verbessern die Aufnahme der fettlöslichen Vitamine A, D, E und K sowie des Vitamins $B_{12}$.[193] Studien belegen, dass sich die Resorptionsrate des Vitamins E verdoppelt, wenn man Patienten zusätzlich eine Mischung aus mittel- und langkettigen Fettsäuren im Verhältnis eins zu eins verabreicht. Das liegt wahrscheinlich an den mittelkettigen Fettsäuren.[194] Mit langkettigen Fettsäuren gelingt es nicht. Kokosöl fördert bei Rennmäusen zudem die Aufnahme von Karotinoiden aus Tomaten.[195] Und schließlich reduziert Kokosöl die Zahl der schlechten Bakterien im Darm, die die guten Bakterien überwältigen können. Die guten Bakterien fördern die Nährstoffverarbeitung und die Resorption bestimmter Verbindungen durch die Darmwand.

## Verstopfung

Als Verstopfung bezeichnet man eine zu seltene oder zu schwierige Entleerung des Darmes. Sie kommt sehr häufig vor und kann akut oder chronisch sein. Eine gelegentliche Verstopfung dauert nicht lange, eine chronische bedeutet, dass der Darm mindestens drei Monate lang seltener als dreimal in der Woche entleert wird. Der Speisebrei bewegt sich zu langsam durch den Darmtrakt und der Stuhl wird hart und trocken. Die Entleerung ist dann schwierig und Betroffene haben das Gefühl, dass sie dazu nicht imstande sind. Mehr Ballaststoffe, Flüssigkeit und Bewegung steigern die Peristaltik des Darmes. Wenn das nicht hilft, werden oft Abführmittel und andere Medikamente vorgeschlagen, die Wasser in den Darm ziehen. Mögliche Nebenwirkungen sind Blähungen, Gasbildung, Durchfall, Übelkeit, Erbrechen und Rektalschmerzen.

Kokosöl liefert mittelkettige Fettsäuren, die aus dem Darm ins Blut resorbiert und zur Leber transportiert werden, wo sie den Körperzellen als Energiequelle zur Verfügung stehen. Diese Energie treibt die Stoffwechselprozesse der Zellen und den allgemeinen Stoffwechsel an. Wenn der Stoffwechsel angekurbelt wird, arbeiten die Verdauungsorgane effizienter; die Nahrungsbestandteile werden schneller abgebaut und resorbiert; und die Peristaltik entfernt die verbleibenden Abfälle. Verstopfung kann auch durch ein Übermaß an schlechten Darmbakterien und Hefepilzen zustande kommen. Diese Bakterien können die nützlichen Bakterien überwältigen, die bei der Nährstoff- und Vitaminaufnahme und der Resorption einiger Verbindungen durch die Darmwand behilflich sind. Wenn die Zahl der guten Bakterien gering ist, wird die Verdauung ineffizient und langsam. Dann bleiben die Nahrung und Abfälle zu lange im Körper und es kommt zu einer Verstopfung. Eine der Hauptursachen für die Unterdrückung der nützlichen Bakterien ist *Candida.* Dieser verbreitete Hefepilz durchbricht die Darmwand und löst Entzündungen aus. Davon ist auch die Verdauung betroffen. Kokosöl vernichtet *Candida* sehr zuverlässig.[196] Dabei sind Caprinsäure und Laurinsäure am wirksamsten. Diese Fettsäuren lösen die Plasmamembran des Pilzes auf und vernichten die Zellen.[197] Kokosöl zerstört zudem schädliche Bakterien, Viren und Pilze, die den Verdauungskanal befallen und Verstopfung verursacht haben. Beginnen Sie mit einem Teelöffel Kokosöl am Morgen und einem Teelöffel am Abend und erhöhen Sie die Menge allmählich, bis Sie eine wirksame Dosis gefunden haben und die Verdauung wieder einwandfrei arbeitet.

## Stillen

Mütter produzieren Milch, das ihren Babys alle notwendigen Nährstoffe liefert, damit sie wachsen und gedeihen können. Die Hauptbestandteile der Milch sind Fette, Proteine, Enzyme, Vitamine, Mineralien und Wasser. Fette sind in der Milch reichlich enthalten und das Kind nutzt sie, um seinen Körper und sein Gehirn zu entwickeln. Muttermilch enthält auch Laurinsäure und Caprinsäure, die das Baby vor Infektionen und Krankheiten schützen. Beide sind auch im Kokosöl reichlich enthalten und machen rund 20 Prozent der gesättigten Fette in der Muttermilch aus.

Die Menge und Art der Fettsäuren in der Muttermilch werden von der Ernährung der Mutter beeinflusst. Stillende Mütter, die Kokosöl essen, steigern den Anteil der Laurinsäure und der Caprinsäure in ihrer Milch innerhalb von sechs Stunden erheblich und die Menge bleibt bis zu 24 Stunden lang vergrößert.[198] Während dieser Zeit gibt die Mutter diese Verbindungen an ihr Kind weiter, das sie leicht verdauen kann, weil die Moleküle relativ klein sind. Diese Fettsäuren sind sofort verwertbar. Sie spüren eingedrungene Krankheitserreger auf und vernichten sie. So bleibt das Baby gesund und stark. Kokosöl erhöht zudem den HDL-Spiegel (das gute Cholesterin) und beeinflusst den LDL-Spiegel (das schlechte Cholesterin) kaum. Das ist besonders wichtig für das Immunsystem des Kindes, das sich erst noch entwickelt. Bei Kindern mit Infektionen wurde festgestellt, dass sie zu viel LDL und zu wenig HDL im Blut haben.[199] Wenn die Mutter Kokosöl zu sich nimmt, ist das Kind besser geschützt, weil das LDL-HDL-Verhältnis sinkt. Stillende Mütter können ohne Bedenken mehrere Esslöffel Kokosöl am Tag verzehren. Probieren Sie diesen energiespendenden Smoothie aus, um gut in den Tag zu starten:

### Kokosnuss-Himbeer-Smoothie

- 470 ml Wasser
- 250 g tiefgefrorene Himbeeren
- 2 EL Pekannusshälften
- 1 EL Kokosöl

- 1 EL Leinsamenmehl
- 2 Bananen, in Stücke gebrochen
- 1 Dattel ohne Stein

Bananenstücke, Himbeeren, Pekannüsse, Kokosöl, Leinsamenmehl und Dattel in einen Mixer geben und Wasser darübergießen. Mixen, bis eine sämige Mischung entsteht.

## Wachstum Neugeborener

In den ersten Lebensmonaten machen Neugeborene eine erstaunliche körperliche, seelische und soziale Entwicklung durch. Sie wachsen in der Regel bis zu vier Zentimeter am Tag, nehmen bis zu 225 Gramm zu und lernen zu kommunizieren. Sie beginnen Gesichter zu erkennen und Geräusche, Gerüche und Geschmacksempfindungen zu verarbeiten. Für solche Fortschritte braucht das Kind die richtigen Nährstoffe. Muttermilch enthält Vitamine, Mineralien und andere Nährstoffe in der richtigen Menge, sodass Neugeborene wachsen und gedeihen. Manchmal ist Stillen jedoch nicht möglich und das Baby braucht Säuglingsfertignahrung, die ebenfalls die richtige Nährstoffmischung enthält, obwohl einige lebende Zellen und bioaktive Verbindungen fehlen, die Neugeborene vor Infektionen und Krankheiten schützen.

Studien mit normal und vorzeitig geborenen Babys untersuchten die Wirkung von Kokosöl, Mineralöl oder eines Placebos auf das Wachstum. Jedes Baby wurde vom zweiten bis zum 31. Tag viermal am Tag massiert. Bei den Frühgeborenen steigerte Kokosöl das Tempo der Gewichtszunahme signifikant stärker, verglichen mit Mineralöl und einem Placebo. Das Gleiche galt für das Tempo des Längenwachstums im Vergleich zu einem Placebo. In der Gruppe der normal geborenen Babys steigerte Kokosöl das Tempo der Gewichtszunahme im Vergleich zum Mineralöl und zum Placebo signifikant, ebenso das Tempo des Längenwachstums, verglichen mit dem Placebo.[200] Mit Massagen kann man das Wachstum Neugeborener beschleunigen, vor allem bei Frühgeborenen.

Kokosöl vergrößert zudem den Kaloriengehalt der Muttermilch. Laurinsäure und Caprinsäure, die beide reichlich im Kokosöl vorkommen, machen etwa 20 Prozent der gesättigten Fette in der Muttermilch aus. Da die Menge und Vielfalt der Fettsäuren in der Muttermilch von der Ernährung der Mutter verändert werden, steigert der Verzehr von Kokosöl die Menge dieser Fettsäuren in der Muttermilch innerhalb von sechs Stunden signifikant. Diese Mengen bleiben bis zu 24 Stunden lang erhöht.[201] Wenn das Neugeborene gestillt wird, gibt die Mutter diese Verbindungen an das Kind weiter, das sie leicht verdauen kann, weil sie aus relativ kleinen Molekülen bestehen. Fettmoleküle enthalten mehr als doppelt so viele Kalorien als andere Nährstoffe und können Neugeborenen bei der Gewichtszunahme helfen.

## Windelausschlag

Viele Babys bekommen Windelausschlag. Ihre Haut ist in der Windelregion rot und empfindlich: am Po, an den Genitalien und an den Oberschenkeln. Der Ausschlag ist unangenehm und es kann sein, dass das Baby weint oder herumzappelt, wenn man es badet oder ihm die Windeln wechselt.

Windelausschläge entstehen oft, wenn die Haut wund gescheuert wurde oder wenn Säure aus dem Urin oder Kot in nassen Windeln sie reizt. Manchmal reizen neue Produkte wie Salben, Feuchttücher oder Waschmitteltenside die empfindliche Haut des Babys.

Babys haben ein unreifes Immunsystem und müssen vor Bakterien, Viren, Pilzen, Hefen und Parasiten geschützt werden, die ihrer Gesundheit schaden können. Chemikalien im Essen und Medikamente sollten sie nicht zu sich nehmen. Wenn Sie den Windelausschlag ihres Babys mit einem unbedenklichen, natürlichen Produkt wie Kokosöl behandeln, heilt er ohne Nebenwirkungen ab. Kokosöl zieht dank seiner kleinen Moleküle und seines niedrigen Molekulargewichts leicht in die Haut ein und ist deshalb ein sehr guter Feuchtigkeitsspender. Es hat eine herrlich beruhigende Wirkung auf die wunde Haut. Wenn ein Pilz (zum Beispiel *Candida*) den Ausschlag hervorgerufen hat, können die Fettsäuren (besonders Laurinsäure und Caprinsäure) im Öl den Pilz abtöten, indem sie seine Zellmembran zerstören.[202, 203] Einen bakteriellen Hautausschlag kann Kokosöl ebenfalls heilen,[204] sodass Antibiotika unnötig sind. Auch in diesem Fall sind es die Fettsäuren, die Bakterien abtöten und die Quelle der Infektion beseitigen. Geben Sie einen Tropfen Teebaumöl in einen Teelöffel flüssiges Kokosöl, um die Wirkung zu verstärken. Streichen Sie mehrere Male am Tag eine dünne Schicht Kokosöl auf einen sauberen, trockenen Babypopo.

# 4
# Schönheitspflege

## Besseres Aussehen leicht gemacht

### Akne

Akne ist eine Hautkrankheit, die zu schwarzen und weißen Pickeln, Mitessern, Zysten und Knötchen führen kann. Sie tritt oft im Gesicht auf, aber auch am Hals, auf der Brust, auf dem Rücken, an den Oberarmen und Schultern sowie auf dem Po. Akne ist das am meisten verbreitete Hautproblem. Sie stellt sich ein, wenn tote Hautzellen im Inneren der Poren mit Talg zusammenkleben. Bakterien auf der Haut bleiben manchmal mit den abgestorbenen Hautzellen in den Poren stecken. Dort finden sie einen perfekten Nährboden und vermehren sich rasch. Die Haut entzündet sich und wenn die Akne tiefere Hautschichten erreicht, bildet sich ein Knoten oder eine Zyste. Meist leiden Teenager und junge Erwachsene an Akne, aber sie kann jeden Menschen treffen, sogar Babys. Narben und dunkle Flecken können die Folge sein. Eine leichte Akne kann man mit rezeptfreien Produkten behandeln, die Benzoylperoxid oder Salicylsäure enthalten. Es dauert dann vier bis acht Wochen, bis die Haut wieder rein ist. Schwere Fälle sollte ein Hautarzt behandeln. Manchmal sind verschreibungspflichtige Salben, Antibiotika oder eine Therapie mit Laserstrahlen, Licht oder Chemikalien notwendig.

Laurinsäure aus dem Kokosöl hat eine starke antibakterielle Wirkung. Eine Studie untersuchte, ob Laurinsäure gegen das *Propionibacterium acnes (P. acnes)* wirkt. Diese Mikroben leben in den Follikeln und Poren der Haut. Sie können sich ausbreiten und eine Entzündung auslösen, die dann Akne hervorruft. Laurinsäure hemmte die Vermehrung der Bakterien in einer viel geringeren Dosis, als man für das meistverwendete Medikament Benzoylperoxid benötigt. Die Talgzellen – die die Haut vor Austrocknung schützen – wurden von der Laurinsäure nicht beeinflusst.[205] Der Einsatz von Kokosöl nach dem Waschen – anstelle von Medikamenten – kann die Haut säubern, weil es die Bakterien beseitigt, die die Poren mit toten Zellen verstopfen. Dann klingen die Schwellung, die Rötung und die Schmerzen ab, die mit großen, gerundeten Aknepickeln einhergehen. Die Akne ist dann weniger auffällig und lästig.

Wenn die Akne schwer ist und wenn Antibiotika verordnet werden, kann Kokosöl als Begleittherapie die Bekämpfung der Bakterien unterstützen. Der Verzehr von Kokosöl trägt zu einem gesunden Verdauungssystem bei. Das ist während einer Behandlung mit Antibiotika besonders wichtig, weil diese auch die guten Darmbakterien vernichten. Zudem muss der Verdauungstrakt einwandfrei arbeiten, damit er die Nährstoffe resorbieren kann, die für eine blühende Haut notwendig sind.

## Hautalterung

Der Alterungsprozess geht mit vielen Veränderungen im Körper einher. Die Arterien werden steif, die Knochen verlieren ihre Dichte, das Gedächtnis lässt nach, die Haut wird dünner und Falten stellen sich ein. Wie schnell diese Veränderungen eintreten, ist bei jedem Menschen verschieden. Die Gene und Krankheiten spielen dabei eine Rolle, aber auch die Ernährungs- und Lebensweise. Es gibt viele Theorien des Alterns, doch die Theorie der freien Radikale gewinnt an Anerkennung. Man glaubt, dass freie Radikale für die altersbedingten Schäden an Zellen und Geweben verantwortlich sind. Freie Radikale sind instabile Moleküle, die aktiv nach einem Elektron suchen. Sie attackieren das nächste stabile Molekül und stehlen ihm eines seiner Elektronen. Dadurch wird dieses Molekül selbst zum freien Radikal. So beginnt eine Kettenreaktion, bei der immer mehr freie Radikale entstehen, die letztlich die Zelle zerstören.

Freie Radikale kann man nur mit Antioxidantien bekämpfen. Kokosöl enthält mittelkettige Fettsäuren, die die antioxidative Aktivität fördern,[206] und Polyphenole, die selbst hochwirksame antioxidative Verbindungen sind. Diese Verbindungen pirschen sich an freie Radikale heran und spenden ihnen ein Elektron. Jetzt sind die freien Radikale zufrieden und lassen die benachbarten Moleküle in Ruhe. Die Zellen und Gewebe leben weiter und die Alterung verlangsamt sich. Das geschieht überall im Körper, von der Leber bis zur Haut. Natives Kokosöl enthält mehr Antioxidantien als raffiniertes Kokosöl.[207] Verwenden Sie also nur natives Öl für die Haut.

Kokosöl fördert den Gewebeaufbau und die Kreuzvernetzung im Kollagen.[208] Kollagen stützt und stabilisiert den Körper. Es ist ein Hauptbestandteil der Haut, der Haare und der Nägel, und wenn es verloren geht, sind Alterserscheinungen die Folge. Der Verzehr von Kokosöl und seine äußerliche Anwendung verlangsamen die Alterung und verleihen der Haut ein gesünderes und jüngeres Aussehen. Allerdings kann Kokosöl Poren verstopfen und bei Menschen mit fettiger Haut zu Akne führen. Also seien Sie vorsichtig und experimentieren Sie mit unterschiedlichen Mengen und Anwendungsmethoden.

## Augen-Make-up-Entferner

Viele Frauen und einige Männer verwenden Make-up in der Augenregion, um auf die Augen und die Augenbrauen aufmerksam zu machen und sie zu betonen. Eyeliner, Lidschatten, Augenbrauen- und Korrekturstifte, Grundierung und Wimperntusche werden häufig benutzt, um das zu erreichen. Abends vor dem Zubettgehen ist es wichtig, das Make-up zu entfernen, damit sich darin keine Bakterien entwickeln und die Augen schädigen können. So verhindern Sie außerdem, dass das Bettzeug schmutzig wird. Wischtücher und Lotionen zum Entfernen des Make-ups dürfen nicht reizen und müssen alle Spuren eines Produkts leicht und ohne große Anstrengung entfernen. Allerdings enthalten manche Make-up-Entferner Natriumlaurylsulfat, Poloxamer 184, Triethanolamin, Farbstoffe und Duftstoffe, die eine empfindliche Haut reizen können. Manche enthalten Schadstoffe, die zahlreiche Reaktionen auslösen können.

Kokosöl tut den Augen gut und reizt die Haut nicht. Man kann es sogar direkt in die Augen träufeln, um bakterielle Entzündungen zu lindern, und es ist nachweislich ebenso unbedenklich wie Salinensalz oder kommerzielle Augentropfen.[209] Kokosöl enthält keine Reizstoffe, wohl aber feuchtigkeitsspendende Fettsäuren, die das Make-up abbauen, sodass es sich leicht von der Haut und von den Wimpern löst. Der einzige Nachteil ist, dass das Sehvermögen ein paar Minuten getrübt ist, wenn ein wenig Öl ins Auge gelangt; aber das legt sich schnell. Das Öl ist nicht schädlich und kann dem Auge sogar nützen, weil es gefährliche Bakterien abtötet, die aus Make-up-Resten ins Auge gelangt sind. Wischen Sie mit einem trockenen Wattebausch sanft das Öl und das Make-up weg. Sie werden erstaunt sein, wie leicht und gründlich Kokosöl alle Spuren und Rückstände Ihres Make-ups beseitigt.

## Geschädigtes Haar

Auf dem Kopf des Menschen wachsen ungefähr 100 000 bis 150 000 Haare. Jedes Haar besteht aus drei Schichten, wobei die äußere Schicht, die Kutikula, die beiden inneren schützt. Wenn das Haar gesund ist, überlappen sich die Schuppen der Kutikula und schützen die inneren Schichten. Wenn es geschädigt ist, lockern und trennen sich die Schuppen der Kutikula und legen die darunter liegenden Schichten frei. Dann sieht das Haar trocken und glanzlos aus und bricht leicht. Jetzt können UV-Strahlen der Sonne, Hitze, Umweltschmutz, Chlor und zahlreiche Chemikalien in den herkömmlichen Haarpflegemitteln das Haar weiter schädigen.

Kokosöl ist ein Bestandteil vieler Pflegeprodukte, und das aus gutem Grund. Die Fettsäuren des Kokosöls werden von Proteinen im Haarschaft angezogen und verbinden sich mit ihnen. Das verhindert Proteinverluste und bewahrt die Stärke und Struktur des Haares. Im Rahmen einer Studie wurde Kokosöl entweder vor oder nach der Haarwäsche angewandt und es zeigte sich, dass es den Proteinverlust in geschädigten und nicht geschädigten Haaren verringerte.[210] Außer dem Proteinverlust können auch das ständige Anschwellen und Zusammenziehen des Haarschafts beim Waschen und Trocknen den Haaren schaden. Dabei dehnen sich die Haare und brechen. Kokosöl bewahrt die Stärke des Haares, indem es die Schwellung des nassen Haares einschränkt.[211] Bringen Sie einige Esslöffel Kokosöl behutsam in einer Schüssel zum Schmelzen und massieren Sie es dann in das nasse Haar. Beginnen Sie unten und massieren Sie in Richtung Kopfhaut. Bedecken Sie die Haare mit einer Duschhaube und warten Sie etwa 30 Minuten. Waschen Sie sich dann wie üblich mit Shampoo. Jetzt sollte sich das Haar glatt, seidig und gut genährt anfühlen.

## Ohrenschmalz entfernen

Ohrenschmalz ist eine gelbbraune Substanz, die in den Ohren gebildet wird und aus toten Hautzellen, Haaren, Talg und Schweiß besteht. Der Körper produziert Ohrenschmalz, um das Innenohr zu schmieren und vor Entzündungen und Reizungen durch Keine, Staub und Wasser zu schützen. Zu viel Schmalz kann jedoch zu Schwerhörigkeit und bakteriellen Entzündungen führen. Die Ohren sind dafür geschaffen, sich selbst zu reinigen. Dünne Haare im äußeren Gehörgang wischen das Schmalz zur Ohrmuschel, wo es trocknet, abblättert und hinausfällt. Oft verwenden die Leute Wattestäbchen, um Ohrenschmalz zu entfernen, aber dabei stoßen sie den größten Teil des Schmalzes tiefer in den Gehörgang. Mit der Zeit verfestigt sich das Schmalz in der Nähe des Gehörgangs und verringert das Hörvermögen oder verursacht Ohrenschmerzen oder Entzündungen. In diesen Fällen müssen die Ohren gereinigt werden.

Warmes Kokosöl ist ein wirksames Hausmittel. Bringen Sie einen Teelöffel Öl in einer Schüssel, die in warmem Wasser steht, behutsam zum Schmelzen. Füllen Sie eine Ohrpipette mit dem Öl. Legen Sie sich mit dem betroffenen Ohr nach oben auf die Seite. Träufeln Sie drei bis vier Tropfen Kokosöl in das Ohr. Verschließen Sie das Ohr mit einem Wattebausch und warten Sie 15 Minuten. Setzen Sie sich dann auf und neigen Sie den Kopf. Das Kokosöl befeuchtet den Gehörgang und weicht das Schmalz auf, sodass es aus dem Ohr fließt. Die Fettsäuren im Öl wirken antibakteriell und können Entzündungen lindern, indem sie Mikroben abtöten, die sich im Gehörgang einnisten wollen. Das ist zugleich eine wundervolle Methode für eine regelmäßige Ohrreinigung. Wenn sich sehr viel Ohrenschmalz angesammelt und verhärtet hat, sind mehrere Anwendungen mit Kokosöl notwendig.

# Zahnaufheller

Strahlend weiße Zähne ermöglichen ein schönes Lächeln und verleihen uns ein jüngeres, gesünderes und vor allem auch attraktiveres Aussehen. Es gibt viele Produkte zu kaufen, die behaupten, die Zähne weißer zu machen. Zahncremes entfernen oberflächliche Flecken mit leicht scheuernden Substanzen und können einen etwas helleren Farbton erreichen. Aufhellende Zahncremes, Gele und Strips enthalten Wasserstoffperoxid oder andere Bleichmittel, die den Zahn tief im Inneren aufhellen. Die Wirkung hält meist etwa vier Monate an. Manche Mundwässer enthalten Zutaten, die die Zähne aufhellen sollen, aber sie sind weniger effektiv und es dauert oft drei Monate, bis ein Resultat zu sehen ist. Zahnärzte können die Zähne in ihrer Praxis während einer Behandlung ebenfalls deutlich aufhellen. Empfindliche Zähne und gereizte Gewebe sind einige Nebenwirkungen dieses Bleichprozesses.

Bakterien im Mund erzeugen einen Biofilm, Zahnbelag oder Plaque genannt, auf den Zähnen. Die Plaque kann die Zähne verfärben und gelb erscheinen lassen. Aber Kokosöl enthält Laurinsäure, die antibakteriell wirkt und die Plaquebildung reduziert.[212] Sie ist ebenso effektiv wie eine antibakterielle Mundspülung, wenn *Streptococcus mutans*, eine in Biofilmen häufig anzutreffende Bakterie, beseitigt werden soll.[213] Eine Studie mit Teenagern, die 30 Tage lang täglich das Ölziehen mit Kokosöl praktizierten, stellte einen signifikanten Rückgang der Plaque fest.[214] Auf Seite 73 wird beschrieben, wie Ölziehen genau funktioniert. Kokosöl kann also nachweislich die Mundbakterien, die für gelbe Zähne verantwortlich sind, effektiv beseitigen.

*Reader's Digest* berichtet, dass bis zu 78 Prozent der Menschen empfindliche Zähne bekommen, wenn sie Produkte mit Peroxid verwenden. Kokosöl ist eine sanfte Alternative. Es hellt die Zähne auf, ohne dass sie empfindlich werden. Daher kann man es täglich ohne Beschwerden verwenden. Nehmen Sie jeden Morgen einen bis zwei Teelöffel Kokosöl in den Mund und lassen Sie es schmelzen. Schwenken Sie es etwa 20 Minuten mit der Zunge im Mund hin und her und spucken Sie es dann aus. Spülen Sie den Mund mit warmem Wasser aus und putzen Sie sich die Zähne.

## Zahnprothesen

Zahnfleischentzündung, Karies und Verletzungen können die Zähne so stark schädigen, dass sie ausfallen oder entfernt werden müssen. Prothesen können fehlende Zähne ersetzen, das Aussehen des Gesichts verbessern und das Essen und Sprechen erleichtern. Vollprothesen ersetzen alle Zähne im Mund, während Teilprothesen nur die Zähne ersetzen, die fehlen. Entfernen Sie eine Prothese über Nacht und reinigen Sie sie mit einer weichen Zahnbürste, um Nahrungsreste, Plaque, Bakterien und Hefepilze zu entfernen. Nachts bewahren Sie die Prothesen in Wasser auf, damit sie nicht austrocknen und sich nicht verformen.

Wenn Sie eine Prothese nicht gut reinigen, kann sie das Zahnfleisch reizen und schlechten Atem verursachen. Die Zahnbürste entfernt zwar Nahrungsreste und Plaque, aber sie kann Bakterien und Hefepilze nicht sonderlich gut beseitigen. Wenn Sie kein Desinfektionsmittel zusätzlich zum Bürsten verwenden, steigt das Risiko für eine Schleimhautentzündung. Diese wird oft von *Candida*-Pilzen hervorgerufen, die normalerweise im Mund leben. Wenn man sie nicht beseitigt, vermehren sie sich und gedeihen auf dem Zahnfleisch unter der Prothese. Die Folge ist eine Mundschleimhautentzündung *(Stomatitis)*. Kokosöl vernichtet *Candida* sehr effektiv,[215] wobei Caprinsäure und Laurinsäure gegen Hefepilze am wirksamsten sind. Die Fettsäuren lösen die Plasmamembranen der Hefepilze auf und zerstören sie.[216] Natives Kokosöl war sogar wirksamer als Fluconazol, ein häufig verordnetes Antipilzmittel, als es an verschiedenen *Candida*-Arten getestet wurde.[217] Eine Studie mit Trägern von Zahnprothesen stellte fest, dass die Reinigung der Prothesen mit Kokosnussseife, die aus Kokosöl hergestellt wurde, und anschließendes Einweichen in einer Lösung aus 0,05-prozentiger Bleiche die Stomatitis sehr zuverlässig reduzierte.[218] Diese Reinigung sollte jeden Abend erfolgen, damit die Menge der Mikroben gering bleibt. Kokosnussseife können Sie sowohl im Internet als auch in manchen Reformhäusern kaufen.

# Natürliche Kosmetika

## Deodorants

Schwitzen ist eine natürliche Funktion, die den Körper abkühlt. Der Schweiß selbst ist geruchlos, aber das warme, feuchte Milieu ist eine Brutstätte für Bakterien, die in den Achselhöhlen gedeihen. Diese Bakterien bauen Keratin auf der Hautoberfläche ab und erzeugen schlecht riechende Fettsäuren und Ammoniak. Um den Geruch in den Achselhöhlen zu lindern, sollten Sie diese regelmäßig waschen und abtrocknen. Die meisten Menschen verwenden Deodorants, um weniger zu schwitzen oder Gerüche zu verdecken.

Da das Schwitzen ein natürlicher Vorgang ist, der die Körpertemperatur reguliert und Toxine aus dem Körper entfernt, sollten wir es zulassen. Deodorants können zwar eine Zeit lang Gerüche maskieren, aber Bakterien überwältigen selbst die stärksten Düfte. Um frei von Gerüchen zu sein, ist es am besten, in den Achselhöhlen keine Bakterien wachsen zu lassen. Kokosöl enthält antibakterielle mittelkettige Fettsäuren, die Bakterien vernichten und schlechte Gerüche verhindern. Geben Sie eine kleine Menge hartes Kokosöl auf die Fingerkuppen und massieren Sie es in die Achselhöhlen. Fügen Sie einen Tropfen ätherisches Öl hinzu, zum Beispiel Lavendel oder Bergamotte, um das Aroma und die antibakterielle Wirkung eines Deodorants zu verstärken.

# Duftstoffe

Manche Menschen lieben süße Gerüche, andere schätzen Blütendüfte und wieder andere bevorzugen starke moschusartige oder waldige Aromen. Zum Glück besteht kein Mangel an angenehmen Düften für alle Geschmäcker und Stimmungen. Sie werden einer riesigen Zahl von Produkten, von Kosmetika und Reinigungsmitteln bis zu Abfallbeuteln und Papiertaschentüchern, hinzugefügt. Wenn »Duftstoff« oder »Parfüm« als Zutat genannt wird, handelt es sich meist um ein Gemisch aus aromatischen Chemikalien. Das amerikanische Gesundheitsministerium berichtet, es gebe mehr als 5000 verschiedene Duftstoffe in Produkten. Synthetische Stoffe können Dermatitis und Hormonstörungen verursachen und sogar das Gehirn vergiften. Lesen Sie die Liste der Zutaten genau und meiden Sie synthetische Duftstoffe.

Produkte, die Kokosöl als Duftstoff enthalten, sind herrlich aromatisch und haben keine schädlichen Nebenwirkungen wie synthetische Düfte. In den USA enthalten mehr als 600 Produkte Kokosöl, unter anderem auch Shampoos, Lotionen, Peelings und Masken. Anstatt Produkte zu kaufen, können Sie auch Ihr Kokosöl als Feuchtigkeitsspender oder als Trägeröl für gemischte ätherische Öle verwenden. So erhalten Sie ein auf Sie zugeschnittenes, einzigartiges Parfüm, das nach Strand duftet. Geben Sie Zucker in die Mischung, und Sie bekommen ein wunderbares Gesichtspeeling. Es gibt viele Möglichkeiten, zu Hause duftende Kosmetika mit Kokosöl herzustellen. Damit können Sie Geld sparen, die Haut erfreuen und schädliche chemische Duftstoffe ersetzen.

## Feuchtigkeitsspender

Straffe und feuchte Haut macht jung. Ein glatter, ebener Teint ohne dunkle Flecken, Aknenarben oder Unreinheiten ist das Kennzeichen der Schönheit. Jeder wünscht sich eine so schöne Haut. Eine gesunde Lebens- und Ernährungsweise, genügend Bewegung und erholsamer Schlaf helfen, sie zu erreichen. Im Alter erschlafft die Haut jedoch und es bilden sich Falten. Die Haut sieht dann fahl und müde aus und braucht oft mehr Hilfe.

Kokosöl wird seit Jahrhunderten als Feuchtigkeitsspender verwendet. Eine Studie untersuchte, ob Kokosöl, auf die Haut aufgetragen, eine sehr trockene Haut befeuchten kann. In der Tat steigerte es die messbare Menge von Oberflächenlipiden und verbesserte die Hautfeuchtigkeit. Epikutantests bestätigten, dass Kokosöl unbedenklich ist.[219] Es regt die Kreuzvernetzung im Kollagen an,[220] sodass die Haut fester und geschmeidiger wird. Feine Linien und Falten sind dann weniger auffällig. Das Ergebnis ist eine glattere, jünger aussehende Haut. Die Antioxidantien im Kokosöl hindern freie Radikale, die durch UV-Strahlen und Toxine entstehen, daran, Hautzellen zu schädigen. Tragen Sie das Öl direkt auf die Haut auf, damit sie besser aussieht und sich besser anfühlt.

Am Körper dürfen Sie Kokosöl großzügig anwenden, aber im Gesicht ist Vorsicht geboten. Dieses Öl kann Poren verstopfen und bei empfindlichen Menschen Akne verursachen.

## Gleitmittel

Gleitmittel werden benutzt, um beim Geschlechtsverkehr Reibung oder Trockenheit zu verringern. Sie bestehen aus Wasser, Öl oder Silikon und enthalten oft mehrere Chemikalien, die möglicherweise die Schleimhaut der Scheide schädigen. Folgende Substanzen wurden schon als Gleitmittel verwendet: Chlorhexidin, Propylenglycol, Phenoxyethanol (sie alle können die empfindliche Haut in der Scheide reizen), Parabene, die Östrogene imitieren und vielleicht das Brustkrebsrisiko vergrößern, und Glyzerin, ein Zuckeralkohol, der eine übermäßige Vermehrung von *Candida* in der Scheide begünstigt und zu einer Hefepilzinfektion führen kann. Andere Bestandteile können Schadstoffe enthalten, die möglicherweise einige andere Gesundheitsprobleme verursachen.

Verwenden Sie Kokosöl als Gleitmittel. Es ist unbedenklich und wirksam und duftet wundervoll. Kokosöl ummantelt die Haut, verringert Reibungen und dringt dank seines geringen Molekulargewichts und seiner kleinen Moleküle leicht in die Haut ein. Die antimikrobiellen Verbindungen im Öl vernichten Bakterien oder Hefepilze, die vom Partner stammen, und sie verhindern die Ausbreitung einer Scheidenentzündung. Die Laurinsäure und die Caprinsäure im Kokosöl töten *Candida*-Pilze und zahlreiche Bakterien ab, indem sie ihre Zellmembranen zerstören.[221, 222] Verzichten Sie aber auf Kokosöl (und andere Öle), wenn Sie Kondome aus Latex oder Polyisopren verwenden. Das Öl kann das Kondom schwächen. Wenn das Öl Kleider oder Bettwäsche beschmutzt hat, streuen Sie vor dem Waschen Backnatron darauf. Dann sollte das Öl ausgewaschen werden.

## Pflegespülungen und Detangler

Langes, geschmeidiges Haar oder eine voluminöse, federnde Lockenpracht, die man nicht ständig entwirren muss, mögen Ihnen unmöglich erscheinen. Verwirrtes Haar kann brechen. Wenn das Haar gesund ist, überlappen sich die Schuppen der Kútikula eng und schützen die inneren Schichten. Wenn der Haarschaft bricht, trennen sich die Schuppen und entblößen die darunter liegenden Schichten. Dann sieht das Haar strähnig, gekräuselt, trocken und glanzlos aus. Ungepflegtes Haar verwirrt sich viel leichter als Haar, das genügend Feuchtigkeit enthält. Pflegespülungen glätten die Schuppen der Kutikula und versiegeln sie, sodass das Haar leichter zu bürsten ist und frei von Knoten bleibt.

Kokosöl dringt in den Haarschaft ein, weil es ein niedriges Molekulargewicht hat und geradkettig ist.[223] Es versorgt den Haarschaft mit seinen Nährstoffen, glättet die Kutikula und hält das Haar feucht. Die Fettsäuren im Kokosöl stärken das Haar und binden die Proteine im Haarschaft, sodass sie nicht verloren gehen. Außerdem verhindert das Öl Schäden, weil es das Anschwellen des nassen Haares verhindert.[224] Mit der Zeit verletzt das ständige Anschwellen und Schrumpfen das Haar, sodass es leichter bricht. Kokosöl macht das Haar gesund und hält es feucht und glatt. Träufeln Sie nach dem Waschen mit Shampoo und nach dem Trocknen mit dem Handtuch einen Klecks geschmolzenes Kokosöl mit etwa 20 Millimetern Durchmesser auf die Handfläche, reiben Sie die Hände aneinander und beginnen Sie, das Öl ins Haar zu massieren. Bürsten Sie das Haar dann behutsam und ohne Anstrengung mit einem Lockenkamm. Vielleicht müssen Sie mit der Ölmenge, die für Ihr Haar optimal ist, ein wenig experimentieren, aber das Ergebnis ist perfekt befeuchtetes Haar ohne Knoten, das sich nicht fettig anfühlt und auch nicht so aussieht.

## Make-up-Pinsel-Reiniger

Make-up-Pinsel gibt es in unterschiedlichen Größen und Formen, jeweils für verschiedene Anwendungen. Pinsel für Puder, Konturen, Rouge, Lidschatten, Wimperntusche und Lippenstifte sind nur einige der unterschiedlichen Typen, die für das Gesicht, die Augen und die Lippen verwendet werden. Die Stiele bestehen meist aus Holz oder Kunststoff, die Borsten sind synthetisch oder natürlich. Synthetische Borsten lassen sich leichter reinigen, weil ihre Fasern nicht so leicht Farbstoffe aufgreifen oder absorbieren. Natürliche Borsten bestehen aus echtem Tierhaar und können daher beschädigt werden oder brechen. Außerdem sind sie porös wie unsere Kopfhaare und können deshalb, wenn man sie nicht regelmäßig reinigt, Produktreste und Farbstoffe absorbieren, auf denen sich Bakterien vermehren.

Wenn Sie Pinsel verwenden, an deren Borsten sich wochenlang Make-up-Reste angesammelt haben, können Sie Bakterien verbreiten oder die Haut und die Augen reizen. Diese Bakterien verstopfen nicht nur die Poren und verursachen Akne, sondern sie infizieren auch die Augen und rufen Entzündungen, Überempfindlichkeit und Rötung hervor. Kokosöl reinigt Pinsel, indem es Produktreste von den Borsten löst, sodass man sie abspülen kann. Massieren Sie einige Minuten lang Kokosöl in die Borsten und spülen Sie den Pinsel dann gründlich mit warmem Wasser. Alle Produktreste sollten sich leicht abwaschen lassen. Massieren Sie dann erneut Öl in den Pinsel und warten Sie eine halbe Stunde, damit die antibakteriellen Substanzen der mittelkettigen Fettsäuren verbliebene Bakterien vernichten können. Spülen Sie noch einmal mit warmem Wasser und tupfen Sie den Pinsel auf einem Papierhandtuch trocken.

## Mundwasser

Als Teil der Mundhygiene ist Mundwasser nicht notwendig, aber viele Menschen wollen es benutzen. Die meisten Mundwässer sind antiseptisch und werden verwendet, um die Zahl der Mikroben im Mund zu verringern und Karies, Zahnfleischentzündung und Mundgeruch zu verhindern. Andere werden als Mittel gegen Entzündungen, Schmerzen und Mundtrockenheit angeboten, deren Ursache eine Infektion oder Krankheit ist. Gurgeln Sie 30 Sekunden lang mit etwa 20 Milliliter Mundwasser und spucken Sie es anschließend ins Waschbecken.

Wenn Mundgeruch ein Problem ist, kann Kokosöl als Mundwasser die Bakterien aus dem Mund entfernen und ihre Stoffwechselnebenprodukte daran hindern, üble Gerüche zu verbreiten. Die mittelkettigen Fettsäuren im Öl wirken antibakteriell; sie zerstören die Zellmembranen und töten die Keime ab. Sie können es auch verwenden, um einen Großteil der *Candida*-Hefepilze im Mund zu beseitigen, damit sie sich nicht in andere Körperteile ausbreiten können. Natives Kokosöl ist sogar wirksamer als Fluconazol, ein häufig verordnetes Antipilzmittel. Das bewies ein Test mit mehreren *Candida*-Arten.[225]

Wenn Sie Mundwasser anwenden, um eine Zahnfleischentzündung zu lindern, sind die Laurinsäure und die Caprinsäure im Kokosöl ein gutes Mittel, denn sie lindern Gewebeschwellungen und die damit verbundenen Schmerzen. Der Alkohol in manchen Mundspülungen kann das Gewebe im Mund austrocknen, während das Kokosöl sie befeuchtet und in die äußeren Hautschichten eindringt. Es befeuchtet die Oberfläche eines Gewebes und steigert ihre Lipidmenge.[226] Mischen Sie einen Teelöffel Kokosöl mit einem halben Teelöffel Backnatron und zwei Tropfen ätherischem Pfefferminzöl. Schwenken Sie die Mischung 30 Sekunden lang im Mund hin und her und spucken Sie sie dann in die Toilette oder Mülltonne.

## Seife

Seife gibt es seit Tausenden von Jahren. Sie wurde aus Fett, Ölen und Salzen hergestellt. Die ersten Seifen wurden nicht zum Waschen des Körpers verwendet, sondern um Waren und Stoffe zu reinigen oder um sie bei der Behandlung von Hautkrankheiten als Arznei zu nutzen. Erst im 19. Jahrhundert gebrauchte man Seifenstücke für die Körperhygiene. Kommerzielle Seifen, die in jedem Supermarkt, Kaufhaus und Drogeriemarkt erhältlich sind, enthalten oft Parabene, Phthalate, synthetische Farben und synthetische Duftstoffe. Einige dieser Substanzen hängen mit Krebs zusammen, reizen die Haut oder verursachen Hormonstörungen.

Wir verstehen allmählich, dass unsere Nahrungsmittel einen gewaltigen Einfluss auf unsere Gesundheit haben. Die Produkte, die wir mit unserer Haut in Kontakt bringen, sind ebenso wichtig. Die Haut ist ein Schutzschirm für das Innere des Körpers, aber viele Chemikalien in den Produkten, die wir auf der Haut anwenden, können durch die Haut dringen. Sie gelangen ins Blut und werden durch den Körper befördert, wo sie Schaden anrichten. Wenn Sie Seife mit Chemikalien durch eine natürliche Alternative ersetzen, zum Beispiel durch Kokosölseife, versorgen die nützlichen Fettsäuren die Haut mit Feuchtigkeit und schützen sie vor Infektionen und Krankheiten. Zahlreiche Rezepte für Kokosölseife sind im Internet verfügbar. Man kann sie zu Hause aus Kokosöl, Kalilauge, Wasser und, wenn gewünscht, ätherischem Öl herstellen. Andere Rezepte verlangen weitere Zutaten, meist andere Öle. Viele Pflanzenöle werden nach relativ kurzer Zeit ranzig, wenn man sie nicht an einem kühlen, dunklen und trockenen Ort aufbewahrt. Kokosöl ist hingegen sehr stabil und daher eine ideale Zutat in Seifen. Es ist bis zu ein Jahr lang haltbar.

## Sonnenschutz

Übertriebenes Sonnenbaden kann Sonnenbrand hervorrufen, Falten und schlaffe Haut verursachen und das Risiko für Melanome oder Plattenepithelkarzinome vergrößern. Es ist wichtig, ein wenig Sonne zu tanken, damit die Haut Vitamin D produzieren kann, das für das Knochenwachstum und für den Knochenumbau, für die Immunfunktion und für neuromuskuläre Aktivitäten notwendig ist. Ebenso wichtig ist es jedoch, die Haut vor den schädlichen UV-Strahlen der Sonne zu schützen. Sonnenschutzmittel leisten genau das. Sie sind als Lotionen, Sprays, Gele und Stifte erhältlich und werden auf der Haut angewandt. Sie absorbieren entweder die UV-Strahlen oder sie reflektieren das Sonnenlicht. Viele Sonnenschutzmittel blockieren nur UV-B-Strahlen, die Sonnenbrand hervorrufen. Aber es sind die UV-A-Strahlen, die Hautschäden und das Risiko für Hautkrebs vergrößern. Breitbandsonnenschutzmittel blocken beide Arten von UV-Strahlen ab. Einige der Zutaten in kommerziellen Sonnenschutzmitteln sind PABA, Phenylbenzimidazolsulfonsäure, Sulisobenzon und Octocrylen (neben vielen anderen). Sie können die Haut reizen, die Bildung von schädlichen reaktiven Sauerstoffspezies steigern und DNA-Schäden hervorrufen.

Kokosöl ist ein natürlicher Sonnenschutz mit dem Schutzfaktor 7.[227] Das bedeutet, dass ein Siebtel der UV-B-Strahlen die Haut erreicht. Es blockiert jedoch nur UV-B-Strahlen, schützt also vor Sonnenbrand, aber nicht vor UV-A-Strahlen, die das Krebsrisiko und Fotodermatitis vergrößern. Kokosöl ist ein idealer natürlicher, ungefährlicher und feuchtigkeitsspendender Sonnenschutz, wenn Sie eine Weile in die Sonne gehen. Wenn Sie längere Zeit im Freien verbringen, müssen Sie sich häufig eincremen, am besten zusätzlich mit einem Produkt, das auch vor UV-A-Strahlen schützt.

# Über die Autorin

Susan Branson erwarb an der Saint Francis Xavier University einen Bachelorabschluss in Biologie und danach den Titel Master of Science in Toxikologie an der University of Ottawa. Anschließend arbeitete sie in der Forschung: im praktischen Einsatz, im Labor, als Autorin und als Verwalterin. Als ihr zweites Kind geboren wurde, nahm sie sich eine Auszeit und blieb zu Hause. Neben ihrem Job als Vollzeitmutter nahm sie Geigenunterricht, belegte einen Fotografiekurs, erwarb ein Diplom in Literatur und wurde schließlich ganzheitliche Ernährungsberaterin. Susan ist Mitglied der Alumni Association von CSNN, Kanadas führendem ganzheitlich orientiertem Institut für ganzheitliche Ernährung.

# Quellenverzeichnis


1 Marina, A. M.; Che Man, Y. B.; Amin, J (2009): *Virgin coconut oil: emerging functional food oil.* Trends in Food Science & Technology, 20 (10). S 481–487

2 Srivastava, Y.; Semwal, A. D.; Swamy, M. S. L. (2013): *Hypocholesterimic effects of cold and hot extracted virgin coconut oil (VCO) in comparison to commercial coconut oil: evidence from a male wistar albino rat model.* Food Science and Biotechnology, 22 (6). S. 1501–153

3 Brito, N. M.; Navickiene, S.; Polese, L.; Jardim, E. F.; Abakerli, R. B.; Ribeiro, M. L. (2002): *Determination of pesticide residues in coconut water by liquid-liquid extraction and gas chromatography with electron-capture plusthermionic specific detection and solid-phase extraction and high-performance liquid chromatography with ultraviolet detection.* Journal of Chromatography A, 957 (2). S. 201–204

4 Fries, J. H.; Fries, M. W. (1983): *Coconut: a review of its uses as they relate to the allergic individual.* Annals of Allergy, Asthma & Immunology, 51 (4). S. 472–481

5 Natural Medicines Website *https://naturalmedicines.therapeuticresearch.com*

6 Wang, J.; Wang, X.; Li, J.; Chen, Y.; Yang, W.; Zhang, L. (2015): *Effects of dietary coconut oil as a medium-chain fatty acid source on performance, carcass composition and serum lipids in male broilers* Asian-Australasian Journal of Animal Sciences, 28 (2). S. 223–230

7 Assuncao, M. L.; Ferreira, H. S.; dos Santos, A. F.; Cabral Jr., C. R.; Florencio, T. M. (2009): *Effects of dietary coconut oil on the biochemical and anthropometric profiles of women presenting abdominal obesity.* Lipids, 44 (7). S. 593–601

8 Page, K. A.; Williamson, A.; Yu, N.; McNay, E. C.; Dzuira, J.; McCrimmon, R. J.; Sherwin, R. S. (2009): *Medium-chain fatty acids improve cognitive function in intensively treated type 1 diabetic patients and support in vitro synaptic transmission during acute hypoglycemia.* Diabetes, 58 (5). S. 1237–1244

9 Institute for Quality and Efficiency in Health Care (IQWiG) (2013): *High cholesterol: Does reducing the amount of fat in your diet help?* Informed Health Online, S. 1–4

10 Wang. *Effects of dietary coconut oil as a medium-chain fatty acid source on performance, carcass composition and serum lipids in male broilers*

11 Assuncao. *Effects of dietary coconut oil on the biochemical and anthropometric profiles of women presenting abdominal obesity*

12 Feranil, A. B.; Duazo, P. L.; Kuzawa, C. W.; Adair, L. S. (2011): *Coconut oil is associated with a beneficial lipid profile in pre-menopausal women in the Philippines.* Asia Pacific Journal of Clinical Nutrition, 20 (2). S. 190–195

13 Projan, S. J.; Brown-Skrobot, S.; Schlievert, P. M.; Vandenesch, F.; Novick, R. P. (1994): *Glycerol monolaurate inhibits the production of betalactamase, toxic shock toxin-1 and other staphylococcal exoproteins by interfering with signal transduction.* Journal of Bacteriology, 176 (14). S. 4204–4209

14 Altekruse, S. F.; Stern, N. J.; Fields, P. I.; Swerdlow, D. L. (1999): *Campylobacter jejuni – An Emerging Foodborne Pathogen.* Emerging Infectious Diseases, 5 (1). S. 28–35

15 Thormar, H.; Hilmarsson, H.; Bergsson, G. (2016): *Stable concentrated emulsions of the 1-monoglyceride of capric acid (monocaprin) with microbicidal activities against the food-borne bacteria Campylobacter jejuni, Salmonella spp., and Escherichia coli.* Applied and Environmental Microbiology, 72 (1). S. 522–526

16 Khoramnia, A.; Ebrahimpour, A.; Ghanbari, R.; Ajdari, Z.; Lai. O.-M. (2013): *Improvement of medium chain fatty acid content and antimicrobial activity of coconut oil via solid-state fermentation using a Malaysian Geotrichum candidum.* BioMed Research International, 18.07.2013

17 DebMandal, M.; Mandal, S. (2011): *Coconut (Cocos nucifera L.: Arecaceae): in health promotion and disease prevention.* Asian Pacific Journal of Tropical Medicine, 4 (3). S. 241–247

18 Thormar. *Stable concentrated emulsions of the 1-monoglyceride of capric acid (monocaprin) with microbicidal activities against the food-borne bacteria Campylobacter jejuni, Salmonella spp., and Escherichia coli*

19 Lieberman, S.; Enig, M. G.: Preuss, H. G. (2006): *A review of mono laurin and lauric acid natural virucidal and bactericidal agents.* Alternative & Complementary Therapies, 12 (6). S. 310–314

20 Khoramnia. *Improvement of medium chain fatty acid content and antimicrobial activity of coconut oil via solid-state fermentation using a Malaysian Geotrichum candidum*

21 DebMandal. *Coconut (Cocos nucifera L.: Arecaceae): In health promotion and disease prevention*

22 Thormar. *Stable concentrated emulsions of the 1-monoglyceride of capric acid (monocaprin) with microbicidal activities against the food-borne bacteria Campylobacter jejuni, Salmonella spp., and Escherichia coli*

23 Dawson, P. L.; Carl, G. D.; Acton, J. C;,Han, I. Y. (2002): *Effect of lauric acid and nisin-impregnated soy-based films on the growth of Listeria monocytogenes on turkey bologna.* Poultry Science, 81 (5). S. 721–726

24 Johny, A. K.; Baskaran, S. A.; Charles, A. S.; Amalaradjou, M. A.; Darre, M. J.; Khan, M. I.; Hoagland, T. A.; Schreiber, D. T.; Donoghue, A. M.; Donoghue, D. J.; Venkitanarayanan, K. (2009): *Prophylactic supplementation of caprylic acid in feed reduces Salmonella Enteritidis colonization in commercial broiler chicks.* Journal of Food Protection, 72 (4). S. 722–727

25 Van Immerseel, F.; de Buck, J.; Boyen, F.; Bohez, L.; Pasmans, F.; Volf, J.; Sevcik, M.; Rychlik, I.; Haesebrouck, F.; Ducatelle, R. (2004): *Medium-chain fatty acids decrease colonization and invasion through hilA suppression shortly after infection of chickens with Salmonella enterica serovar Enteritidis.* Applied and Environmental Microbiology, 70 (6). S. 3582–3587

26 Thormar. *Stable concentrated emulsions of the 1-monoglyceride of capric acid (monocaprin) with microbicidal activities against the food-borne bacteria Campylobacter jejuni, Salmonella spp., and Escherichia coli*

27 Khoramnia. *Improvement of medium chain fatty acid content and antimicrobial activity of coconut oil via solid-state fermentation using a Malaysian Geotrichum candidum*

28 Rouse, Mark S.; Rotger, Margalida; Piper, Kerryl E.; Steckelberg, James M.; Scholz, Matthew; Andrews, Jeffrey; Patel, Robin (2005): *In vitro and in vivo evaluations of the activities of lauric acid monoester formulations against Staphylococcus aureus.* Antimicrobial Agents and Chemoptherapy, 49 (8). S. 3187-3191

29 Deutsche Gesellschaft für Rheumatologie, Kommission Versorgung (2008): *Memorandum Rheumatologische Versorgung von akut und chronisch Rheumakranken in Deutschland.* www.dgrh.de

30 Wruck, C. J.; Fragoulis, A.; Gurzynski, A.; Brandenburg, L. O.; Kan, Y. W.; Chan, K.; Hassenpflug, J.; Freitag-Wolf, S.; Varoga, D.; Lippross, S.; Pufe, T. (2011): *Role of oxidative stress in rheumatoid arthritis: insights from the Nrf2-knockout mice.* Annals of the Rheumatic Diseases, 70 (5). S. 844–850

31 Vysakh, A.; Ratheesh, M.; Rajmohanan, T. P.; Pramod, C.; Premlal, S.; Girish Kumar, B.; Sibi, P. I. (2014): *Polyphenolics isolated from virgin coconut oil inhibits adjuvant induced arthritis in rats*

*through antioxidant and anti-inflammatory action.* International Immunopharmacology, 20 (1). S. 124–130

32 Marina, A. M.; Che Man, Y. B.; Nazimah, S. A. H.; Amin, I. (2009): *Chemical properties of virgin coconut oil.* Journal of the American Oil Chemists' Society, 86 (4). S. 301–307

33 Galli, F.; Piroddi, M.; Annetti, C.; Aisa, C.; Floridi, E.; Floridi, A. (2005): *Oxidative stress and reactive oxygen species.* Contributions to Nephrology, 149. S. 240–260

34 Alves, N.; Bandeira, F.; Porpino, S.; Monteiro, M.; Queiroz, T.; Montenegro K.; Braga, V. (2014): *Coconut oil supplementation reduces blood pressure and oxidative stress in spontaneously hypertensive rats.* BioMed Central Proceedings, 8 (Suppl. 4). S. 68

35 Iranloye, B.; Oludare, G.; Olubiyi, M. (2013): *Anti-diabetic and antioxidant effects of virgin coconut oil in alloxan induced diabetic male Sprague Dawley rats.* Journal of Diabetes Mellitus, 3 (4). S. 221–226

36 Bai, X. C.; Lu, D.; Bai, J.; Zheng, H.; Ke, Z. Y.; Li, X. M.; Luo, S. Q. (2004): *Oxidative stress inhibits osteoblastic differentiation of bone cells by ERK and NF-κB.* Biochemical and Biophysical Research Communications, 314 (1). S. 197–207

37 Abujazia, M. A.; Muhammad, N.; Shuid, A. N.; Soelaiman, I. N. (2012): *The effects of virgin coconut oil on bone oxidative status in ovariectomised rat.* Evidence-Based Complementary and Alternative Medicine, 15.08.2012

38 Hayatullina, Z.; Muhammad, N.; Mohamed, N.; Soelaiman, I.-N. (2012): *Virgin coconut oil supplementation prevents bone loss in osteoporosis rat model.* Evidence-Based Complementary and Alternative Medicine, 16.09.2012

39 Nafar, F.; Mearow, K. M. (2014): *Coconut oil attenuates the effects of amyloid-β on cortical neurons in vitro.* Journal of Alzheimer's Disease, 39 (2). S. 233–237

40 Henderson, S. T.; Vogel, J. L.; Barr, L. J.; Garvin, F.; Jones, J. J.; Costantini, L. C. (2009): *Study of the ketogenic agent AC-1202 in mild to moderate Alzheimer's disease: a randomized, double-blind, placebo-controlled, multicenter trial.* Nutrition and Metabolism (London), 6. S. 31

41 Newport, M. T.; VanItallie, T. B.; Kashiwaya, Y.; King, M. T.; Veech, R. L. (2015): *A new way to produce hyperketonemia: use of ketone ester in a case of Alzheimer's disease.* Alzheimer's & Dementia, 11 (1). S. 99–103

42 Neal, E. G.; Chaffe, H.; Schwartz, R. H.; Lawson, M. S.; Edwards, N.; Fitzsimmons, G.; Whitney, A.; Cross, J. H. (2008): *The ketogenic diet for the treatment of childhood epilepsy: a randomised controlled trial.* The Lancet Neurology, 7 (6). S. 500–506

43 Thormar, H.; Bergsson, G.; Gunnarsson, E.; Georgsson, G.; Witvrouw, M.; Steingrimsson, O.; de Clercq, E.; Kristmundsdottir, T. (1999): *Hydrogels containing monocaprin have potent microbicidal activities against sexually transmitted viruses and bacteria in vitro.* Sexually Transmitted Infections, 75 (3). S. 181–185

44 Lieberman, S.; Enig, M. G.: Preuss, H. G. (2006): *A review of monolaurin and lauric acid natural virucidal and bactericidal agents* Alternative & Complementary Therapies, 12 (6). S. 310–314

45 Dayrit, C. S. (2000): *Coconut oil in health and disease: Its and monolaurin's potential as cure for HIV/AIDS.* Pharmacology University of the Philippines. S. 1–14

46 Enig, M. G. (1997): Coconut oil: *An anti-bacterial, anti-viral ingredient for food, nutrition and health.* AVOC Lauric Symposium. Manila, Philippines

47 National Center for HIV/AIDS, Viral Hepatitis, STD, and TB Prevention: Division of STD Prevention (2016): *Sexually Transmitted Disease Surveillance 2015.* Centers for Disease Control and Prevention.
https://www.cdc.gov/std/stats15/std-surveillance-2015-print.pdf

48 Farley, T. A.; Cohen, D. A.; Elkins, W. (2003): *Asymptomatic sexually transmitted diseases: the case for screening.* Preventive Medicine, 36 (4). S. 502–509

49 Korenromp, E. L.; Sudaryo, M. K.; de Vlas, S. J.; Gray, R. H.; Sewankambo, N. K.; Serwadda, D.; Wawer, M. J.; Habbema, J. D. (2002): *What proportion of episodes of gonorrhoea and chlamydia becomes symptomatic?* International Journal of STD & AIDS, 13 (2). S. 91–101

50 Rours, G. I. J. G.; Duijts, L.; Moll, H. A.: Arends, L. R.; de Groot, R.; Jaddoe, V. W.; Hofman, A.; Steegers, E. A. P.; Mackenbach, J. P.; Ott, A.; Willemse, H. F. M.; van der Zwaan, E. A. E.; Verkooijen, R. P.; Verbrugh, H. A. (2011): *Chlamydia trachomatis infection during pregnancy associated with preterm delivery: a population-based prospective cohort study.* European Journal of Epidemiology, 26 (6). S. 493–502

51 Bergsson, G.; Arnfinnsson, J.; Karlsson, S. M.; Steingrimsson, O.; Thormar, O. (1998): *In vitro inactivation of Chlamydia trachomatis by fatty acids and monoglycerides.* Antimicrobial Agents and Chemotherapy, 42 (9). S. 2290–2294

52 Bergsson, G.; Steingrimsson, O.; Thormar, H. (1999): *In vitro susceptibilities of Neisseria gonorrhoeae to fatty acids and monoglycerides.* Antimicrobial Agents and Chemotherapy, 43 (11). S. 2790–2792

53 Centers for Disease Control and Prevention (2017): *Trichomoniasis: CDC Fact Sheet.* https://www.cdc.gov/std/trichomonas/stdfact-trichomoniasis.htm

54 DebMandal. *Coconut (Cocos nucifera L.: Arecaceae): In health promotion and disease prevention*

55 El-Sherbini, G. M.; Ibrahim, K. M.; El-Sherbini, E. T.; Abdel-Hady, N. M.; Morsy, T. A. (2010): *Efficacy of Punica granatum extract on in-vitro and in-vivo control of Trichomonas vaginalis.* Journal of the Egyptian Society of Parasitology, 40 (1). S. 229–244

56 Law, K. S.; Azman, N.; Omar, E. A.; Musa, M. Y.; Yusoff, N. M.; Sulaiman, S. A.; Hussain, N. H. (2014): *The effects of virgin coconut oil (VCO) as supplementation on quality of life (QOL) among breast cancer patients.* Lipids in Health and Disease, 13. S. 139

57 Narayanan, A.; Baskaran, S. A.; Amalaradjou, M. A.; Venkitanarayanan, K. (2015): *Anticarcinogenic properties of medium chain fatty acids on human colorectal, skin and breast cancer cells in vitro.* International Journal of Molecular Sciences, 16 (3). S. 5014–5027

58 Nishino, H.; Murakoshi, M.; Mou, X. Y.; Wada, S.; Masuda, M.; Ohsaka, Y.; Satomi, Y.; Jinno, K. (2005): *Cancer prevention by phytochemicals.* Oncology, 69 (Suppl. 1). S. 38–40

59 Burton, A. F. (1991): *Oncolytic effects of fatty acids in mice and rats.* The American Journal of Clinical Nutrition, 53 (Suppl. 4). S. 1082S–1086S

60 Bergsson. G.; Steingrimsson, O.; Thormar, H. (2002): *Bactericidal effects of fatty acids and monoglycerides on Helicobacter pylori* International Journal of Antimicrobial Agents, 20 (4). S. 258–262

61 Sun, C. Q.; O'Connor, C. J.; Roberton, A. M. (2003): *Antibacterial action of fatty acids and monoglycerides against Helicobacter pylori.* FEMS Immunology and Medical Microbiology, 36 (1–2). S. 9–17

62 Selvarajah, M,; Ahmad, Z.; Zakaria, Z. A.; Chiong, H. S.; Yong, Y. K.; Long, K.; Hakim, M. H. (2015): *Comparative investigation into the anti-ulcer activity of virgin coconut oil and coconut oil in pylorous ligated animal model.* TANG, 5 (4). S. 28

63 Narayanan. *Anticarcinogenic properties of medium chain fatty acids on human colorectal, skin and breast cancer cells in vitro*

64 Fife, B. (2005): *Coconut Cures: Preventing and Treating Common Health Problems with Coconut.* Colorado Springs, Colorado: Piccadilly Books, Ltd.

65 DebMandal. *Coconut (Cocos nucifera L.: Arecaceae): In health promotion and disease prevention*

66 Intahphuak, S.; Khonsung, P.; Panthong, A. (2010): *Anti-inflammatory, Analgesic and antipyretic activities of virgin coconut oil.* Pharmaceutical Biology, 48 (2). S. 151–157

67 Bergsson. *Bactericidal effects of fatty acids and monoglycerides on Helicobacter pylori*

68 Sun. *Antibacterial action of fatty acids and monoglycerides against Helicobacter pylori*

69 Aly, M. M.; Shalaby, M. A.; Attia, S. S.; El Sayed, S. H.; Mahmoud, S. S. (2013): *Therapeutic effect of lauric acid, a medium chain saturated fatty acid, on Giardia lamblia in experimentally infected hamsters.* Parasitologists United Journal, 6 (1). S. 89–98

70 Centers for Disease Control and Prevention (2017): *Malaria.* https://www.cdc.gov/malaria/

71 Al-Adhroey, A. H.; Nor Z. M.; Al-Mekhlafi, H. M.; Amran, A. A.; Mahmud, R. (2011): *Evaluation of the use of Cocos nucifera as antimalarial remedy in Malaysian folk medicine.* Journal of Ethnopharmacology, 134 (3). S. 988–991

72 Ogbolu, D. O.; Oni, A. A.; Daini, O. A.; Oloko, A. P. (2007): *In vitro antimicrobial properties of coconut oil on Candida species in Ibadan, Nigeria.* Journal of Medicinal Food, 10 (2). S. 384–387

73 Lieberman. *A review of monolaurin and lauric acid natural virucidal and bactericidal agents*

74 Biasi-Garbin, R. P.; de Oliveira Demitto, F.; Ribeiro do Amaral, R. C.; Assuncao Ferreira, M. R.; Lira Soares, L. A.; Estivalet Svidzinski, T. I.; Baeza, L. C.; Yamada-Ogatta, S. F. (2016): *Antifungal potential of plant species from Brazilian caatinga against dermatophytes.* Revista do Instituto de Medicina Tropical de Sao Paulo, 58. S. 18

75 Kasai, M.; Nosaka, N.; Maki, H.; Suzuki, Y.; Takeuchi, H.; Aoyama, T.; Ohra, A.; Harada, Y.; Okazaki, M.; Kondo, K. (2002): *Comparison of diet-induced thermogenesis of foods containing medium versus long-chain triacylglycerols.* Journal of Nutritional Science and Vitaminology (Tokyo), 48 (6). S. 536–540

76 Iranloye. *Anti-diabetic and antioxidant effects of virgin coconut oil in alloxan induced diabetic male Sprague Dawley rats*

77 Page. *Medium-chain fatty acids improve cognitive function in intensively treated type 1 diabetic patients and support in vitro synaptic transmission during acute hypoglycemia*

78 Gold, S. (1971): *Use of Parawax with coconut oil in the treatment of lipodystrophy.* Canadian Medical Association Journal, 105 (4). S. 346

79 Ross, R.; Harker, L. (1976): *Hyperlipidemia and atherosclerosis.* Science, 193 (4258). S. 1094–1100

80 Feranil. *Coconut oil is associated with a beneficial lipid profile in pre-menopausal women in the Philippines*

81 Henry, G. E.; Momin, R. A.; Nair, M. G.; Dewitt, D. L. (2002): *Antioxidant and cyclooxygenase activities of fatty acids found in food.* Journal of Agricultural and Food Chemistry, 50 (8). S. 2231–2234

82 Assuncao. *Effects of dietary coconut oil on the biochemical and anthropometric profiles of women presenting abdominal obesity*

83 Alves. *Coconut oil supplementation reduces blood pressure and oxidative stress in spontaneously hypertensive rats*

84 Mendis, S.; Wissler, R. W.; Bridenstine, R. T.; Podbielski, F. J. (1989): *The effects of replacing coconut oil with corn oil on human serum lipid profiles and platelet derived factors active in atherogenesis.* Nutrition Reports International, 40 (4). S. 773–782

85 Feranil. *Coconut oil is associated with a beneficial lipid profile in pre-menopausal women in the Philippines*

86 Assuncao. *Effects of dietary coconut oil on the biochemical and anthropometric profiles of women presenting abdominal obesity*

87 Alves. *Coconut oil supplementation reduces blood pressure and oxidative stress in spontaneously hypertensive rats*

88 Mendis. *The effects of replacing coconut oil with corn oil on human serum lipid profiles and platelet derived factors active in atherogenesis*

89 Liau, K. M.; Lee, Y. Y.; Chen, C. K.; Rasool, A. H. G. (2011): *An open-label pilot study to assess the efficacy and safety of virgin coconut oil in reducing visceral adiposity.* ISRN Pharmacology, 15.03.2011

90 Assuncao. *Effects of dietary coconut oil on the biochemical and anthropometric profiles of women presenting abdominal obesity*

91 Iranloye. *Anti-diabetic and antioxidant effects of virgin coconut oil in alloxan induced diabetic male Sprague Dawley rats*

92 Shea, J. C.; Bishop, M. D.; Parker, E. M.; Gelrud, A.; Freedman, S. D. (2003): *An enteral therapy containing medium-chain triglycerides and hydrolyzed peptides reduces postprandial pain associated with chronic pancreatitis.* Pancreatology, 3 (1). S. 36–40

93 Mane, J.; Pedrosa, E.; Loren, V.; Ojanguren, I.; Fluvia, L.; Cabre, E.; Rogler, G; Gassull, M. Q. (2009): *Partial replacement of dietary (n-6) fatty acids with medium-chain triglycerides decreases the incidence of spontaneous colitis in interleukin-10-deficient mice.* Journal of Nutrition, 139 (3). S. 603–610

94 Zakaria, Z. A.; Rofiee, M. S.; Somchit, M. N.; Zuraini, A.; Sulaiman, M. R.; Teh, L. K.; Salleh, M. Z.; Long, K. (2011): *Hepatoprotective activity of dried- and fermented-processed virgin coconut oil.* Evidence-Based Complementary and Alternative Medicine, 26.01.2011

95 Marina, A. M.; Man, Y. B.; Nazimah, S. A.; Amin, I. (2009): *Antioxidant capacity and phenolic acids of virgin coconut oil.* International Journal of Food Sciences and Nutrition, 60 (Suppl. 2). S. 114–123

96 Nevin, K. G.; Rajamohan, T. (2006): *Virgin coconut oil supplemented diet increases the antioxidant status in rats.* Food Chemistry 99 (2). S.260-266

97 Zakaria. *Hepatoprotective activity of dried- and fermented-processed virgin coconut oil*

98 Marina. *Antioxidant capacity and phenolic acids of virgin coconut oil*

99 Nevin. *Virgin coconut oil supplemented diet increases the antioxidant status in rats*

100 DebMandal. *Coconut (Cocos nucifera L.: Arecaceae): In health promotion and disease prevention*

101 Projan. *Glycerol monolaurate inhibits the production of beta-lactamase, toxic shock toxin-1 and other staphylococcal exoproteins by interfering with signal transduction*

102 Yano, M.; Ikeda, M.; Abe, K.; Dansako, H.; Ohkoshi, S.; Aoyagi, Y.; Kato, N. (2007): *Comprehensive analysis of the effects of ordinary nutrients on hepatitis C virus RNA replication in cell culture.* Antimicrobial Agents and Chemotherapy, 51 (6). S. 2016 -20271

103 Arora, R.; Chawla, R.; Marwah, R.; Arora, P.; Sharma, R. K.; Kaushik, V.; Goel, R.; Kaur, A.; Silambarasan, M.; Tripathi, R. P.; Bhardwaj, J. R. (2011): *Potential of complementary and alternative medicine in preventive management of novel H1N1 flu (swine flu) pandemic: thwarting potential disasters in the bud.* Evidence-Based Complementary and Alternative Medicine, 13.10.2011

104 Projan. *Glycerol monolaurate inhibits the production of beta-lactamase, toxic shock toxin-1 and other staphylococcal exoproteins by interfering with signal transduction*

105 Gorres, K. L.; Daigle, D.; Mohanram, S.; Miller, G. (2014): *Activation and repression of Epstein-Barr Virus and Kaposi's sarcoma-associated herpesvirus lytic cycles by short- and medium-chain fatty acids.* Journal of Virology, 88 (14). S. 8028 -8044

106 Peedikayil, F. C.; Sreenivasan, P.; Narayanan, A. (2015): *Effect of coconut oil in plaque related gingivitis - a preliminary report.* Nigerian Medical Journal, 56 (2). S. 143–147

107 Vysakh. *Polyphenolics isolated from virgin coconut oil inhibits adjuvant induced arthritis in rats through antioxidant and anti-inflammatory action*

108 Huang, W. C.; Tsai, T. H., Chuang, L. T.; Li, Y. Y.; Zouboulis, C. C.; Tsai, P. J. (2014): *Anti-bacterial and anti-inflammatory properties of capric acid against Propionibacterium acnes: a comparative study with lauric acid.* Journal of Dermatological Science, 73 (3). S. 232–240

109 Intahphuak. *Anti-inflammatory, analgesic and antipyretic activities of virgin coconut oil*

110 Manuel-y-Keenoy, B.; Nonneman, L.; de Bosscher, H.; Vertommen, J.; Schrans, S.; Klutsch, K.; De Leeuw, I. (2002): *Effects of intravenous supplementation with alpha-tocopherol in patients receiving total parenteral nutrition containing medium- and long-chain triglycerides.* European Journal of Clinical Nutrition, 56 (2). S. 121–128

111 Conlon, L. E.; King, R. D.; Moran, N. E.; Erdman Jr., J.W. (2012): *Coconut oil enhances tomato carotenoid tissue accumulation compared to safflower oil in the Mongolian gerbil (Meriones unguiculatus).* Journal of Agriculture and Food Chemistry, 60 (34). S. 8386–8394

112 Thormar, H.; Isaacs, C. E.; Brown, H. R.; Barshatzky, M. R.; Pessolano, T. (1987): *Inactivation of enveloped viruses and killing of cells by fatty acids and monoglycerides.* Antimicrobial Agents and Chemotherapy, 31 (1). S. 27–31

113 Hornung, B.; Amtmann, E.; Sauer, G. (1994): *Lauric acid inhibits the maturation of vesicular stomatitis virus.* Journal of General Virology, 75 (Pt. 2). S. 353–3611

114 Mutalib, H. A; Kaur, S.; Ghazali, A. R.; Hooi, N. C; Safie, N. H. (2015): *A pilot study: the efficacy of virgin coconut oil as ocular rewetting agent on rabbit eyes.* Evidence-Based Complementary and Alternative Medicine, 23.02.2015

115 Huang. *Anti-bacterial and anti-inflammatory properties of capric acid against Propionibacterium acnes*

116 Mutalib. *A pilot study: the efficacy of virgin coconut oil as ocular rewetting agent on rabbit eyes*

117 Huang. *Anti-bacterial and anti-inflammatory properties of capric acid against Propionibacterium acnes*

118 Duke, W. (2009): *Medicine: Cocos nucifera Folk Medicine*

119 DebMandal. *Coconut (Cocos nucifera L.: Arecaceae): In health promotion and disease prevention*

120 Arora. *Potential of complementary and alternative medicine in preventive management of novel H1N1 flu (swine flu) pandemic*

121 Projan. *Glycerol monolaurate inhibits the production of beta-lactamase, toxic shock toxin-1 and other staphylococcal exoproteins by interfering with signal transduction*

122 Huang. *Anti-bacterial and anti-inflammatory properties of capric acid against Propionibacterium acnes*

123 Intahphuak. *Anti-inflammatory, analgesic and antipyretic activities of virgin coconut oil*

124 Huang. *Anti-bacterial and anti-inflammatory properties of capric acid against Propionibacterium acnes*

125 Lieberman. *A review of monolaurin and lauric acid natural virucidal and bactericidal agents*

126 Projan. *Glycerol monolaurate inhibits the production of beta-lactamase, toxic shock toxin-1 and other staphylococcal exoproteins by interfering with signal transduction*

127 Schuster, G. S.; Dirksen, T. R.; Ciarlone, A. E.; Burnett, G. W.; Reynolds, M. T.; Lankford, M. T. (1980): *Anticaries and antiplaque potential of free-fatty acids in vitro and in vivo.* Pharmacology and Therapeutics in Dentistry, 5 (1–2). S. 25–33

128 Peedikayil, F. C.; Remy, V.; John, S.; Chandru, T. P.; Sreenivasan, P.; Bijapur, G. A. (2016): *Comparison of antibacterial efficacy of coconut oil and chlorhexidine on Streptococcus mutans: an in vivo study.* Journal of International Society of Preventive and Community Dentistry, 6 (5). S. 447–452

129 Lieberman. *A review of monolaurin and lauric acid natural virucidal and bactericidal agents*

130 Biasi-Garbin. *Antifungal potential of plant species from Brazilian caatinga against dermatophytes*

131 Takahashi, M.; Inoue, S.; Hayama, K.; Ninomiya, K.; Abe, S. (2012): *Inhibition of Candida mycelia growth by medium chain fatty acids, capric acid in vitro and its therapeutic efficacy in murine oral candidiasis.* Medical Mycology Journal, 53 (4). S. 255–261

132 Bergsson, G.; Arnfinnsson, J.; Steingrimsson, O.; Thormar, H. (2001): *In vitro killing of Candida albicans by fatty acids and monoglycerides.* Antimicrobial Agents and Chemotherapy, 45 (11). S. 3209–3212

133 Ogbolu. *In vitro antimicrobial properties of coconut oil on Candida species in Ibadan, Nigeria*

134 Vysakh. *Polyphenolics isolated from virgin coconut oil inhibits adjuvant induced arthritis in rats through antioxidant and anti-inflammatory action*

135 Huang. *Anti-bacterial and anti-inflammatory properties of capric acid against Propionibacterium acnes*

136 Nakatsuji, T.; Kao, M. C.; Fang, J.-Y.; Zouboulis, C. C.; Zhang, L.; Gallo, R. L.; Huang, C. M. (2009): *Antimicrobial property of lauric acid against Propionibacterium acnes: its therapeutic potential for inflammatory acne vulgaris.* Journal of Investigative Dermatology, 129 (10). S. 2480–2488

137 Ebd.

138 Wruck. *Role of oxidative stress in rheumatoid arthritis*

139 Vysakh. *Polyphenolics isolated from virgin coconut oil inhibits adjuvant induced arthritis in rats through antioxidant and anti-inflammatory action*

140 DebMandal. *Coconut (Cocos nucifera L.: Arecaceae): In health promotion and disease prevention.*

141 Bergsson. *In vitro killing of Candida albicans by fatty acids and monoglycerides*

142 Waldman, A.; Gilhar, A.; Duek, L.; Berdicevsky, I. (2001): *Incidence of Candida in psoriasis – a study on the fungal flora of psoriatic patients.* Mycoses, 44 (3–4). S. 77–81

143 Ogbolu. *In vitro antimicrobial properties of coconut oil on Candida species in Ibadan, Nigeria*

144 Agero, A. L.; Verallo-Rowell, V. M. (2004): *A randomized double-blind controlled trial comparing extra virgin coconut oil with mineral oil as a moisturizer for mild to moderate xerosis.* Dermatitis, 15 (3). S. 109–1161

145 Huang. *Anti-bacterial and anti-inflammatory properties of capric acid against Propionibacterium acnes*

146 Srivastava, P.; Durgaprasad, S. (2008): *Burn wound healing property of Cocos nucifera: An appraisal.* Indian Journal of Pharmacology, 40 (4). S. 144–146

147 Fife. *Coconut Cures*

148 Nevin, K. G.; Rajamohan, T. (2010): *Effect of topical application of virgin coconut oil on skin components and antioxidant status during dermal wound healing in young rats.* Skin Pharmacology and Physiology, 23 (6). S. 290–297

149 Huang. *Anti-bacterial and anti-inflammatory properties of capric acid against Propionibacterium acnes*

150 Mumcuoglu, K. Y.; Miller, J.; Zamir, C.; Zentner, G.; Helbin, V.; Ingber, A. (2002): *The in vivo pediculicidal efficacy of a natural remedy.* The Israel Medical Association Journal, 4 (10). S. 790–793

151 Burgess, I. F.; Brunton, E. R.; Burgess, N. A. (2010): *Clinical trial showing superiority of a coconut and anise spray over permethrin 0.43 % lotion for head louse infestation, ISRCTN96469780.* European Journal of Pediatrics, 169 (1). S. 55–62

152 Das, N. G.; Nath, D. R.; Baruah, I.; Talukdar, P. K.; Das, S. C. (1999): *Field evaluation of herbal mosquito repellents.* Journal of Communicable Disease, 31 (4). S. 241–245

153 Feranil. *Coconut oil is associated with a beneficial lipid profile in pre-menopausal women in the Philippines*

154 DebMandal. *Coconut (Cocos nucifera L.: Arecaceae): In health promotion and disease prevention*

155 Salam, R. A.; Darmstadt, G. L.; Bhutta, Z. A. (2015): *Effect of emollient therapy on clinical outcomes in preterm neonates in Pakistan:*

*a randomized controlled trial.* Archives of Disease in Childhood: Fetal Neonatal Edition, 100 (3). S. F210–215

156 Marina. *Virgin coconut oil: emerging functional food oil*

157 Arunima, S.; Rajamohan, T. (2013): *Effect of virgin coconut oil enriched diet on the antioxidant status and paraoxonase 1 activity in ameliorating the oxidative stress in rats – a comparative study.* Food & Function, 4 (9). S. 1402–1409

158 Iranloye. *Anti-diabetic and antioxidant effects of virgin coconut oil in alloxan induced diabetic male Sprague Dawley rats*

159 Ebd.

160 Shinohara, H.; Fukumitsu, H.; Seto, A.; Furukawa, S. (2013): *Mediumchain fatty acid-containing dietary oil alleviates the depression-like behaviour in mice exposed to stress due to chronic forced swimming.* Journal of Functional Foods, 5 (2). S. 601–606

161 Ebd.

162 Henderson. *Study of the ketogenic agent AC-1202 in mild to moderate Alzheimer's disease*

163 Ebd.

164 Newport. *A new way to produce hyperketonemia*

165 Intahphuak. *Anti-inflammatory, analgesic and antipyretic activities of virgin coconut oil*

166 Henderson. *Study of the ketogenic agent AC-1202 in mild to moderate Alzheimer's disease*

167 Newport. *A new way to produce hyperketonemia*

168 Shinohara. *Mediumchain fatty acid-containing dietary oil alleviates the depression-like behaviour in mice exposed to stress due to chronic forced swimming*

169 Assuncao. *Effects of dietary coconut oil on the biochemical and anthropometric profiles of women presenting abdominal obesity*

170 Liau. *An open-label pilot study to assess the efficacy and safety of virgin coconut oil in reducing visceral adiposity*

171 Ebd.

172 Assuncao. *Effects of dietary coconut oil on the biochemical and anthropometric profiles of women presenting abdominal obesity*

173 Lei, T.; Xie, W.; Han, J.; Corkey, B. E.; Hamilton, J. A.; Guo, W. (2004): *Medium-chain fatty acids attenuate agonist stimulated lipolysis, mimicking the effects of starvation.* Obesity Research and Clinical Practice, 12 (4). S. 599–611

174 Kasai. *Comparison of diet-induced thermogenesis of foods containing medium- versus long-chain triacylglycerols*

[175] Manuel-y-Keenoy. *Effects of intravenous supplementation with alpha-tocopherol in patients receiving total parenteral nutrition containing medium- and long-chain triglycerides*

[176] Conlon. *Coconut oil enhances tomato carotenoid tissue accumulation compared to safflower oil in the Mongolian gerbil (Meriones unguiculatus)*

[177] Assuncao. *Effects of dietary coconut oil on the biochemical and anthropometric profiles of women presenting abdominal obesity*

[178] Feranil. *Coconut oil is associated with a beneficial lipid profile in pre-menopausal women in the Philippines*

[179] Ogbolu. *In vitro antimicrobial properties of coconut oil on Candida species in Ibadan, Nigeria*

[180] Takahashi. *Inhibition of Candida mycelia growth by medium chain fatty acids, capric acid in vitro and its therapeutic efficacy in murine oral candidiasis*

[181] Bergsson. *In vitro killing of Candida albicans by fatty acids and monoglycerides*

[182] Ogbolu. *In vitro antimicrobial properties of coconut oil on Candida species in Ibadan, Nigeria*

[183] Thormar. *Stable concentrated emulsions of the 1-monoglyceride of capric acid (monocaprin) with microbicidal activities against the food-borne bacteria Campylobacter jejuni, Salmonella spp. und Escherichia coli*

[184] Aly. *Therapeutic effect of lauric acid, a medium chain saturated fatty acid, on Giardia lamblia in experimentally infected hamsters*

[185] Römer, H.; Guerra, M.; Pina, J. M.; Urrestarazu, M.; Garcia, D.; Blanco, M. (1991): *Realimentation of dehydrated children with acute diarrhea: comparison of cow's milk to a chicken-based formula.* Journal of Pediatric Gastroenterology Nutrition, 13 (1). S. 46–51

[186] Gracey, M.; Burke, V.; Anderson, C. M. (1970): *Medium Chain Triglycerides in Paediatric Practice.* Archives of Disease in Childhood, 45 (242). S. 445–452

[187] Abate, M. A.; Moore, T. L. (1985): *Monooctanoin use for gallstone dissolution.* Drug Intelligence and Clinical Pharmacy, 19 (10). S. 708–713

[188] Huang. *Anti-bacterial and anti-inflammatory properties of capric acid against Propionibacterium acnes*

[189] Zakaria. *Hepatoprotective activity of dried- and fermented-processed virgin coconut oil.*

[190] Otuechere, C. A.; Madarikan, G.; Simisola, T.; Bankole, O.; Osho, A. (2014): *Virgin coconut oil protects against liver damage in albino rats challenged with the anti-folate combination, trimetho-*

*prim-sulfamethoxazole*. Journal of Basic Clinical Physiology and Pharmacology, 25 (2). S. 249–253

191 Iranloye. *Anti-diabetic and antioxidant effects of virgin coconut oil in alloxan induced diabetic male Sprague Dawley rats*

192 Huang. *Anti-bacterial and anti-inflammatory properties of capric acid against Propionibacterium acnes*

193 Crohn's and Colitis Foundation of America. *Diet, Nutrition and Inflammatory Bowel Disease*. (2013). S. 5

194 Manuel-y-Keenoy. *Effects of intravenous supplementation with alpha- tocopherol in patients receiving total parenteral nutrition containing medium- and long-chain triglycerides*

195 Conlon. *Coconut oil enhances tomato carotenoid tissue accumulation compared to safflower oil in the Mongolian gerbil (Meriones unguiculatus)*

196 Ogbolu. *In vitro antimicrobial properties of coconut oil on Candida species in Ibadan, Nigeria*

197 Bergsson. *In vitro killing of Candida albicans by fatty acids and monoglycerides*

198 Francois, C. A.; Connor, S. L.; Wander, R. C.; Connor, W. E. (1998): *Acute effects of dietary fatty acids on the fatty acids of human milk*. American Journal of Clinical Nutrition, 67 (2). S. 301–308

199 Liuba, P.; Persson, J.; Luoma, J.; Yla-Herttuala, S.; Pesonen, E. (2003): *Acute infections in children are accompanied by oxidative modification of LDL and decrease of HDL cholesterol and are followed by thickening of carotid intima-media*. European Heart Journal, 24 (6). S. 515–521

200 Sankaranarayanan, K.; Mondkar, J. A.; Chauhan, M. M.; Mascarenhas, B. M.; Mainkar, A. R.; Salvi, R. Y. (2005): *Oil massage in neonates: an open randomized controlled study of coconut versus mineral oil*. Indian Pediatrics, 42 (9). S. 877–884

201 Francois. *Acute effects of dietary fatty acids on the fatty acids of human milk*

202 Ogbolu. *In vitro antimicrobial properties of coconut oil on Candida species in Ibadan, Nigeria*

203 Bergsson. *In vitro killing of Candida albicans by fatty acids and monoglycerides*

204 Evangelista, M. T.; Abad-Casintahan, F.; Lopez-Villafuerte, L. (2014): *The effect of topical virgin coconut oil on SCORAD index, transepidermal water loss and skin capacitance in mild to moderate pediatric atopic dermatitis: a randomized, double-blind, clinical trial*. International Journal of Dermatology, 53 (1). S. 100–108

205 Nakatsuji. *Antimicrobial property of lauric acid against Propionibacterium acnes*

206 Henry. *Antioxidant and cyclooxygenase activities of fatty acids found in food*

207 Marina. *Chemical properties of virgin coconut oil*

208 Nevin. *Effect of topical application of virgin coconut oil on skin components and antioxidant status during dermal wound healing in young rats*

209 Mutalib. *A pilot study: the efficacy of virgin coconut oil as ocular rewetting agent on rabbit eyes*

210 Rele, A. S.; Mohile, R. B. (2003): *Effect of mineral oil, sunflower oil and coconut oil on prevention of hair damage.* Journal of Cosmetic Science, 54 (2). S. 175–192

211 Ruetsch, S. B.; Kamath, Y. K.; Rele, A. S.; Mohile, R. B. (2001): *Secondary ion mass spectrometric investigation of penetration of coconut and mineral oils into human hair fibers: relevance to hair damage.* Journal of Cosmetic Science, 52 (3). S. 169–184

212 Schuster. *Anticaries and antiplaque potential of free-fatty acids in vitro and in vivo*

213 Peedikayil. *Comparison of antibacterial efficacy of coconut oil and chlorhexidine on Streptococcus mutans*

214 Peedikayil. *Effect of coconut oil in plaque related gingivitis*

215 Ogbolu. *In vitro antimicrobial properties of coconut oil on Candida species in Ibadan, Nigeria*

216 Bergsson. *In vitro killing of Candida albicans by fatty acids and monoglycerides*

217 Ogbolu. *In vitro antimicrobial properties of coconut oil on Candida species in Ibadan, Nigeria*

218 Barnabe, W.; de Mendonca Neto, T.; Pimenta, F. C.; Pegoraro, L. F.; Scolaro, J. M. (2004): *Efficacy of sodium hypochlorite and coconut soap used as disinfecting agents in the reduction of denture stomatitis, Streptococcus mutans and Candida albicans.* Journal of Oral Rehabilitation, 31 (5). S. 453–459

219 Agero. *A randomized double-blind controlled trial comparing extra virgin coconut oil with mineral oil as a moisturizer for mild to moderate xerosis*

220 Nevin. *Effect of topical application of virgin coconut oil on skin components and antioxidant status during dermal wound healing in young rats*

221 Ogbolu. *In vitro antimicrobial properties of coconut oil on Candida species in Ibadan, Nigeria*

222 Bergsson. *In vitro killing of Candida albicans by fatty acids and monoglycerides*

223 Rele. *Effect of mineral oil, sunflower oil and coconut oil on prevention of hair damage*

224 Ruetsch. *Secondary ion mass spectrometric investigation of penetration of coconut and mineral oils into human hair fibers*

225 Ogbolu. *In vitro antimicrobial properties of coconut oil on Candida species in Ibadan, Nigeria*

226 Agero. *A randomized double-blind controlled trial comparing extra virgin coconut oil with mineral oil as a moisturizer for mild to moderate xerosis*

227 Kaur, C. D.; Saraf, S. (2010): *In vitro sun protection factor determination of herbal oils used in cosmetics.* Pharmacognosy Research, (1). S. 22–25

# Register

**M**



**N**



**O**



**P**



**R**



**S**